Inhalt

Die natürliche Kraft der ätherischen Öle

— Gesundheit und Wohlbefinden fördern

GANZHEITLICH MIT NATURDÜFTEN LEBEN

Nichts ist so vielfältig wie die Natur – gerade was ihre Aromen betrifft. Da duftet es nach frischen Kräutern, kräftigen Nadeln oder lieblichen Blüten. Und alle Düfte wirken auf uns: Sie regen an und beleben, entspannen oder gehen in eine berauschend-aphrodisische Richtung. Was wir als Duft wahrnehmen, sind vor allem die ätherischen Öle bestimmter Pflanzen. Sie werden gewonnen aus dem ganzen Kraut oder aus den Blüten oder Blättern bestimmter Pflanzen. Auch manche Wurzeln, Zweige, Holz und Rinden eignen sich, ebenso Harze, Beeren oder Samen. Früchte, Schoten und die Fruchtschalen von Zitrusfrüchten enthalten auch die begehrten Naturöle.

Die Wirkung der Öle können wir uns – als hochkonzentrierte Auszüge aus Pflanzen – gezielt zunutze machen: Ob als Raumbeduftung nach einem hektischen Tag, als sinnlicher Badezusatz oder als wohltuende Massage – die sanften Kräfte der Aromatherapie steigern Wohlbefinden und Lebensfreude. Aus diesem Grund verwendeten alle alten Kulturen Pflanzen mit ätherischen Ölen

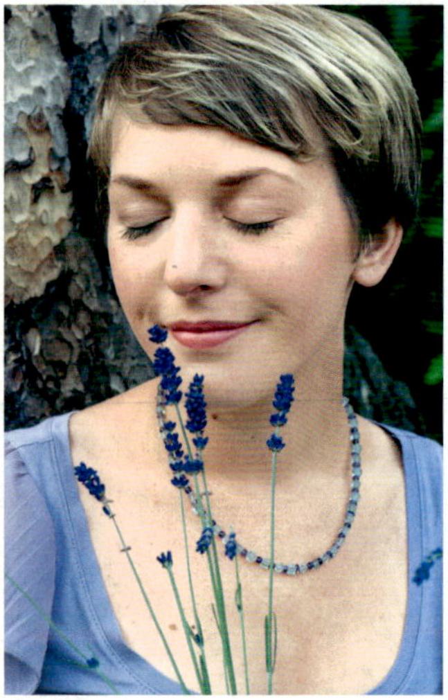

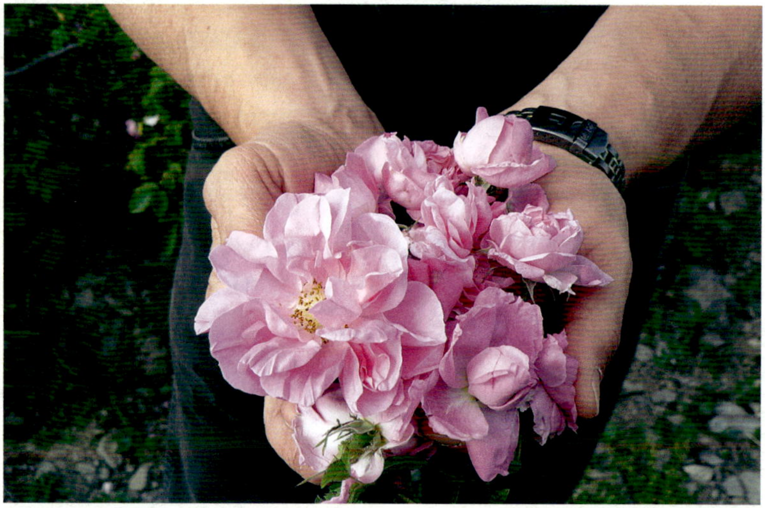

Die duftenden Naturöle stecken in den verschiedensten Pflanzenteilen. – Düfte aus Blüten sind besonders kostbar.

Wie das persönliche Duftgedächtnis funktioniert

Wissenschaftliche Messungen haben gezeigt: Bereits 0,2 Sekunden, nachdem wir einen Duft einatmen, setzen im Körper zahlreiche Reaktionen ein. Vielleicht werden Sie sich fragen, warum Sie manche Düfte besonders mögen, während Ihnen andere nicht so gefallen. Das liegt an dem hervorragenden Duftgedächtnis unseres Körpers, der schon im Mutterleib beginnt, Dufterfahrungen zu sammeln.
Düfte, die beispielsweise eine werdende Frau in der Zeit der Schwangerschaft benutzt hat, empfinden die Kinder später meist als angenehm, weil sie damit die geborgene Situation im Mutterleib verbinden. Wer einen Duft mit schönen Erlebnissen während eines Urlaubs zusammenbringt, wird ihn im Gedächtnis als positiv speichern – und dafür eine Vorliebe entwickeln. Düfte und Gerüche hingegen, die in stressigen Situationen da sind, speichert das Gedächtnis als negativ ab. Das erklärt, warum manche Menschen bestimmte Düfte als angenehm empfinden, während andere sie schlichtweg ablehnen.

für die Schönheitspflege, für rituelle Zwecke sowie für die Heilkunde. Die hervorragenden kosmetischen Eigenschaften waren beispielsweise auch der ägyptischen Pharaonin Kleopatra sehr gut bekannt. Auch heute steht uns die Aromatherapie als eine vollkommen natürliche Form der Behandlung, bei der reine ätherische Öle nach traditionellen und ganz zeitgemäßen Rezepturen der Naturheilkunde angewendet werden, zur Verfügung. Es gibt dazu mittlerweile ein reiches Angebot.

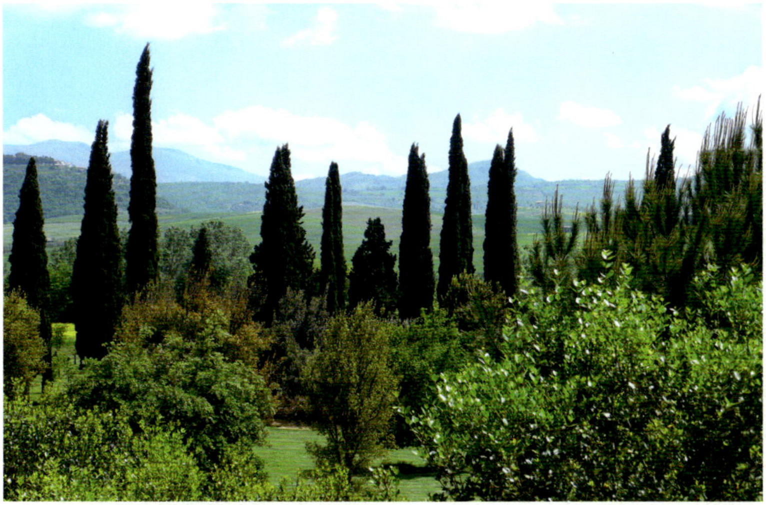

Aus den Zweigen von Bäumen wie den Zypressen werden stärkende Düfte gewonnen.

Für die vielseitigen Eigenschaften und Anwendungsmöglichkeiten sind die zahlreichen Inhaltsstoffe der Öle verantwortlich – mit bis über 400 unterschiedlichen pro Öl. Einige ätherische Öle wie Eukalyptus und Pfefferminze sind sogar als Natur-Arzneimittel registriert. Die Aromatherapie schafft also eine ideale Verbindung zwischen traditionellem Naturheilwissen und dem modernen Anspruch auf ein ganzheitliches Körperbewusstsein, gerade weil sie neben dem Körper auch die Seele und den Geist anspricht.
Ganz wichtig bei der Anwendung der Öle ist es, ihre Qualität zu prüfen. Da die natürliche Zusammensetzung der Inhaltsstoffe im Labor nicht vollständig nachgebaut werden kann, eine gesunde Wirkungsweise aber vom Zusammenspiel aller Stoffe abhängt, sind sogenannte naturidentische oder synthetische Duftstoffe grundsätzlich abzulehnen. Hier gilt es, sich nicht an der Nase herumführen zu lassen: Die Duftakrobaten der Parfümindustrie stellen beispielsweise heute einen Rosenduft her, der rein synthetisch aus Erdöl gewonnen wird. Mit Natur hat das alles aber nichts zu tun.
In einer Zeit, in der Chemiecocktails aus den Laboren dieser Welt Hochkonjunktur haben, ist es umso empfehlenswerter, vorsichtig zu sein und der eigenen Intuition zu vertrauen. Überlassen Sie die Entscheidung Ihrer Nase – und werfen Sie darüber hinaus auf jeden Fall einen kritischen Blick auf die Zutatenliste der Aromafläschchen. Das ist unbedingt notwendig, um eine natürliche Herkunft zu bestätigen. In den meisten Produkten sind billige und gesundheitlich bedenkliche künstliche Aromen enthalten. Ausschließlich die in der Aromatherapie verwendeten Öle sind zu 100 Prozent naturrein.

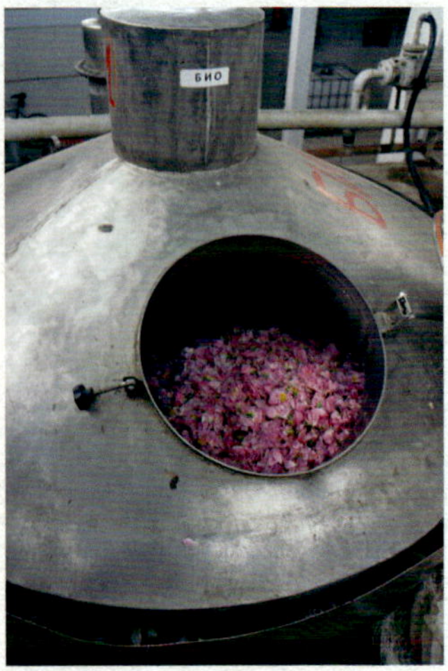

Destillation von handgesammelten Rosenblüten

WIE DIE ÖLE GEWONNEN WERDEN

Die (1) **Wasserdampfdestillation** ist die gebräuchlichste Methode, um ätherische Öle zu konzentrieren. Der Destillateur beschickt dabei das jeweilige Pflanzengut mit Wasserdampf, der die in den Pflanzen enthaltenen Öltropfen herauslöst. Da die meisten Öle leichter als Wasser sind, schwimmen sie am Ende des Vorganges oben auf und können leicht abgeschöpft werden. Beispiele dafür sind Kräuter wie Lavendel und Pfefferminze, aber auch Blüten wie die Rose oder Blätter von Eukalyptus. Eine ganz eigene Gewinnungsmethode ist die (2) **Kaltpressung**. Sie kommt ausschließlich bei Zitrusfrüchten infrage, da sich hier die Essenz in den winzigen Öldrüsen der dicken Fruchtschale konzentriert. Kaltgepresste Öle sollten stets aus biologisch kultivierten Früchten stammen, da sonst die giftigen Pflanzenschutzmittel mit in die Essenz gelan-

Die Qualitätskriterien kennen und anwenden

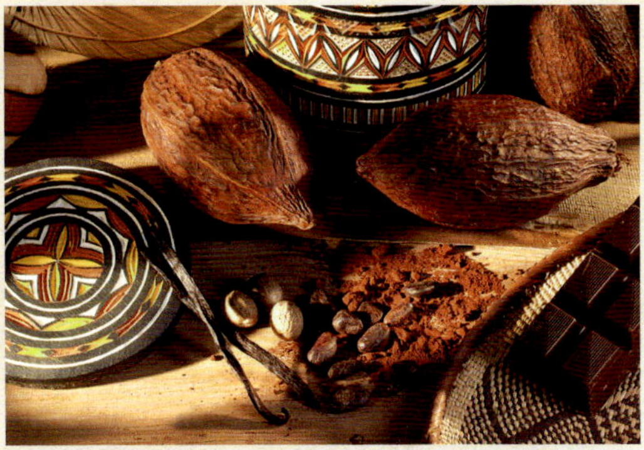

Zurzeit gibt es keine zuverlässigen Qualitätskriterien auf Grundlage der gesetzlich vorgeschriebenen Grenzwerte. Umso mehr gilt: Erkundigen Sie sich beim Kauf der kostbaren Essenzen stets nach Herkunft, Anbauweise und Reinheit. Billiganbieter stellen die Öle entweder synthetisch her oder verdünnen sie mit minderwertigen und gesundheitsbedenklichen Zusätzen. Die ätherischen Öle von auf Aromatherapie spezialisierten Fachgeschäften und Apotheken bieten zurzeit die größte Gewähr, wenn es um natürliche Reinheit geht. Achten Sie auf folgende Kriterien auf dem Etikett der Aromafläschchen:

— **Stammpflanze:** beispielsweise Vanille
— **botanischer Name:** *Vanilla planifolia*
— **verwendeter Pflanzenteil:** Schote
— **Herkunftsland:** Madagaskar
— **Gewinnungsart:** Alkoholextraktion
— **Anbauweise:** kontrolliert biologischer Anbau (kbA) oder Wildsammlung
— **evtl. Warnhinweise:** Nicht in Augen und Schleimhäute bringen. Vor Kindern schützen.
— **Nummer der Charge**
— **bei kosmetischen Ölen außerdem Angaben zu:** Anwendungshinweis, Dosierung, Inhaltsstoffe = Ingredients (INCI), Mindesthaltbarkeitsdatum oder Aufbrauchfrist

Öle sollten stets frei sein von synthetischen Zusätzen, tierischen Bestandteilen oder undeklarierten Beimischungen. Außerdem sollten sie einen Sicherheitsverschluss für Kinder tragen.

gen. Die Öle von Orange, Grapefruit, Limette, Mandarine oder Bergamotte gehören in diese Gruppe.
Sogenannte **(3) Absolues durch Lösungsmittelextraktion** sind eine weitere Variante. Das aufwendige Verfahren wird vor allem angewendet, um kostbare Öle aus Blüten wie zum Beispiel Jasmin einzufangen. Hierzu werden synthetische Lösungsmittel eingesetzt, die allerdings anschließend wieder abgetrennt werden. Qualitativ hochwertige Absolues sind immer rückstandkontrolliert. Aufgrund der Gewinnungsart setzen ganzheitliche Aromatherapeuten Absolues immer nur sehr gezielt ein, während sie in der Parfümerie häufiger Verwendung finden. Einige Essenzen wie Vanille, Kakao oder Tonka werden auch mittels **(4) Alkoholextraktion** gewonnen. Da für diese Auszüge außer reinem Alkohol keine weiteren Hilfsstoffe notwendig sind, sind Alkoholextrakte sehr beliebt. Optimal ist es, wenn der verwendete Alkohol zu 100 Prozent aus kontrolliert biologischem Anbau stammt.

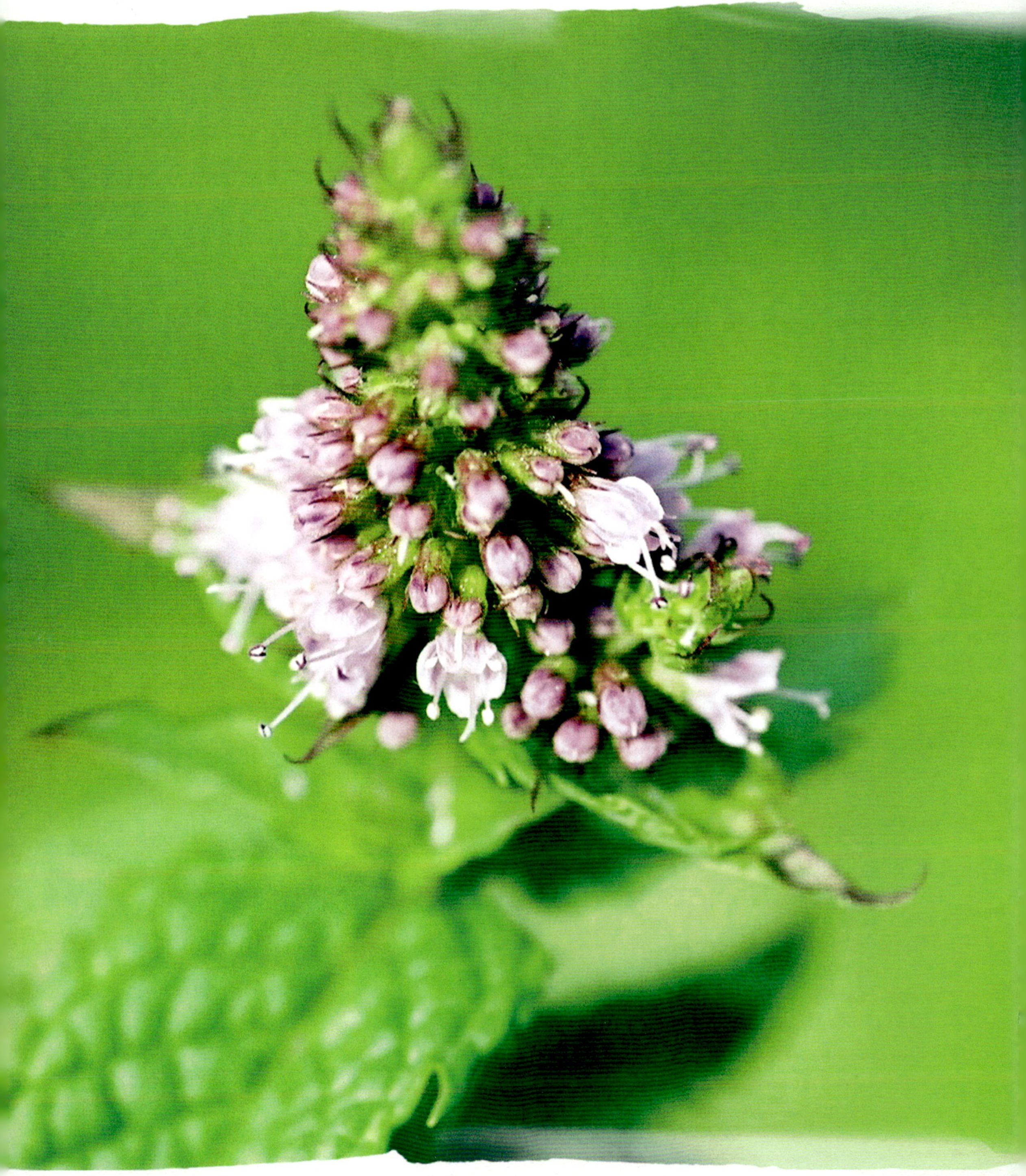

Porträts zu 22 Aromaölen

Je mehr Sie über aromatische Pflanzen und ihre Eigenschaften wissen, desto besser können Sie ihre vielfältigen Wirkungen nachvollziehen. Dadurch wird eine gezielte Anwendung bei den unterschiedlichsten körperlichen Beschwerden möglich, ebenso auch bei zahlreichen seelischen Themen. Die 22 ausgewählten Öle zählen zu den bedeutendsten der klassischen Aromatherapie. Sie decken einen Großteil der Heilanzeigen ab und können eine echte Hilfe im täglichen Leben sein. Sie finden in den Porträts neben den Hauptwirkungen und den empfohlenen Einsatzbereichen jeweils immer auch bewährte Rezepturen für die Anwendung zuhause, im Büro oder auf Reisen.

Anis, Sternanis

—— ***Illicum verum*** · ***Schisandraceae*** · **Sternanisgewächse**

Gewinnung: Wasserdampfdestillation der Früchte
Wirkung: erwärmend, beruhigend, ausgleichend
Anwendungsbebiete: Verdauungsbeschwerden, Bauchschmerzen, Erkältung, Husten, Heiserkeit, Aromaküche

BOTANIK

immergrüner, bis zu 10 m hoher Baum mit birkenähnlicher Rinde; Blätter etwa 12 cm lang, lanzettförmig; Blüten weiß-gelblich, entwickeln sich zu den charakteristischen 8-zackigen Früchten, jede Zacke mit braunem, glänzendem ovalen Samen

WIRKUNG UND ANWENDUNG

Anisöl hat einen warmen süßlich-frischen und zugleich **beruhigenden** Duft. Er gleicht aus bei Überreiztheit, wirkt entspannend und beruhigend bei Nervosität. Außerdem stimmt er euphorisch und optimistisch. 1 Tropfen des Öles auf die Zunge getropft und gut im Mund eingespeichelt, bewirkt einen frischen Atem und hilft nach Alkoholgenuss, schneller einen klaren Kopf zu bekommen. Mischen Sie Anis gerne auch mit anderen Ölen: beispielsweise 3 Tropfen Anis mit 5 Tropfen Orange und 3 Tropfen Sandelholz für eine aufbauende und entspannte Raumatmosphäre.

In der Medizin wird Anisöl hauptsächlich aufgrund der **verdauungsfördernden, blähungstreibenden** und krampflösenden Wirkung angewendet. Der Samen wird in großen Mengen auch zu Likören und Kräuterschnäpsen verarbeitet, wie etwa zum griechischen Ouzo oder französischen Pastis. Auch in der Küche findet das Gewürz Verwendung, vor allem in Backwaren. Einen besonders guten Einfluss zeigt die Pflanze bei Frauenthemen. Samen – in der Nahrung oder als Tee – wie auch das Öl wirken milchbildend, wobei sich gleichzeitig über die Muttermilch die beruhigende Eigenschaft auch auf den Säugling überträgt. Die Anispflanze fördert überdies die Menstruation und eignet sich – gut verdünnt in pflegendem Mandelöl – als Einreibung im Bereich des Unterbauches.

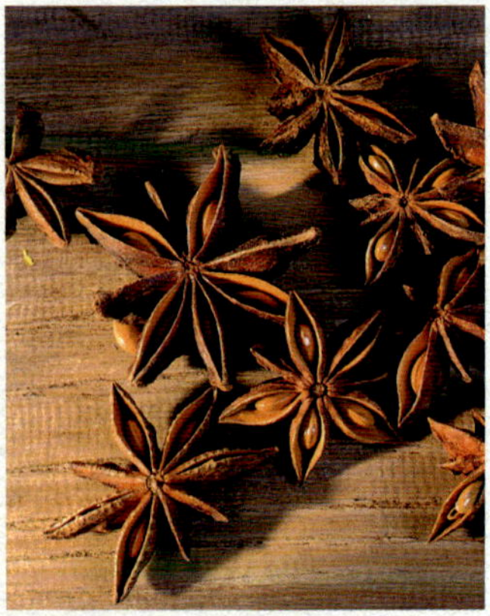

Frucht mit acht Ecken und acht Samen

In der chinesischen Medizin hat Anisöl eine lange Tradition als Mittel bei Bronchitis und Hustenreiz sowie als krampflösende, blähungstreibende Einreibung für den Bauch und bei Rheumatismus. Es ist schleimlösend und auswurffördernd und bewirkt auf diese Weise eine Linderung bei Erkrankungen

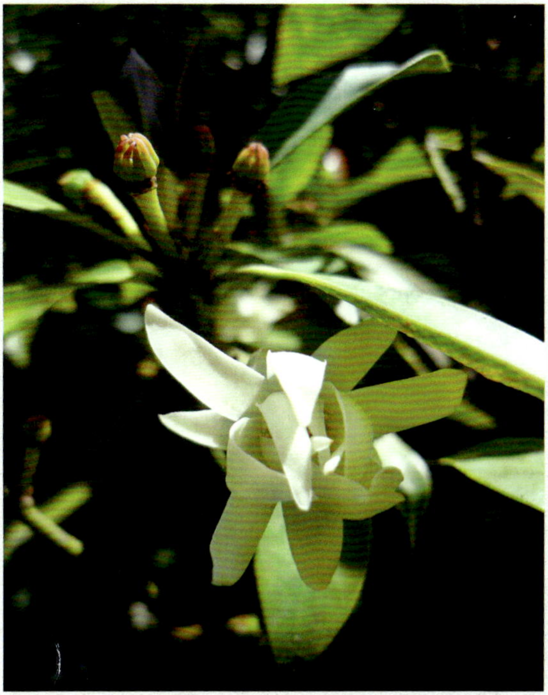

Blüte zart und weißlich-gelb

Massageöl bei Blähungen und Bauchkrämpfen

Geben Sie 2 Tr. Anisöl und 3 Tr. Lavendel in 2 EL Mandelöl. Diese Mischung dann sanft im Uhrzeigersinn auf dem Bauch einmassieren. Legen Sie dann am besten eine warme Kompresse oder eine Wärmflasche auf den Bauch und entspannen Sie. Diese Einreibung entkrampft und hilft beim Verdauen. Für Babys mischen Sie je 1 Tr. Öl auf 2 EL Mandelöl.

der Atemwege, insbesondere bei kratzendem Husten, Bronchialkrämpfen, Hals- und Brustverschleimung. Eine Mischung von Anis und Pfefferminze wirkt hervorragend als lauwarmes **Gurgelwasser bei Halsentzündungen**: In 1 Tasse lauwarmes Wasser rühren Sie hierfür je 1 Tropfen Öl. Auch zur Inhalation ist das Öl geeignet, vor allem in Kombination mit Ravensara.

PERSÖNLICHER HINWEIS

Das Anisöl aus *Pimpinella anisum* ist von den Einsatzgebieten her sehr ähnlich wie das Öl aus Sternanis zu verwenden, obwohl die Inhaltsstoffe nicht ganz gleich sind. Vom Geruch unterscheiden sich die beiden Öle nur wenig. Zum Aromatisieren von alkoholischen Getränken wird meist das besser verfügbare Sternanisöl verwendet, da es ein intensiveres Aroma besitzt und auch preiswerter ist. Auf jeden Fall sollten Sie sicher gehen, dass das jeweilige Öl zu 100 Prozent naturrein ist, da synthetische und naturidentische Öle wesentlich schlechter verträgliche Inhaltsstoffe enthalten. Bitte beachten Sie: Für Babys und ebenso für Schwangere ist Anisöl ausschließlich in sehr niedrigen Konzentrationen geeignet – und niemals für die innere Anwendung.

Eukalyptus

— ***Eucalyptus globulu*** **·** ***Myrtaceae*** **· Myrtengewächse**

Gewinnung: Wasserdampfdestillation der Blätter
Wirkung: anregend, belebend, stärkend
Anwendungsbebiete: Erkältung, Husten, Sinusitis, Gelenkschmerzen, Rheuma

BOTANIK

immergrüner Laubbaum mit hartem Holz und sich in Streifen ablösender, gräulicher Borke; Blätter zäh, blaugrün, aromatisch duftend, meist länglich und sichelförmig; Ursprungsland der Gattung *Eukalyptus* mit mehr als 600 Arten ist Australien; verwandte Art *E. regnans,* Riesen-Eukalyptus, gilt als der höchste Laubbaum der Erde und wird bis zu 120 m hoch

WIRKUNG UND ANWENDUNG

Das Hauptcharakteristikum des Öls ist seine starke **keimtötende** Wirkung auf Viren und Bakterien. Schützen Sie sich am besten vorbeugend vor Ansteckung. Das Öl im Duftgerät oder als Raumspray mit Alkohol tötet bis zu 70 Prozent der im Raum schwebenden Staphylokokken und darüber hinaus viele andere Erreger – als angenehme Nebenwirkung hilft das auch, besser durchzuatmen. Beim Einatmen werden die roten Blutkörperchen aktiviert, wodurch die Lunge mehr Sauerstoff aufnimmt und die einzelnen Körperzellen besser mit Sauerstoff versorgt werden. Auch hat Eukalyptusöl eine schleimlösende und entzündungshemmende Wirkung im Bereich der Atemwege. Er wird deshalb traditionell zur Inhalation oder als schleimlösender Tee bei Husten, Heiserkeit und Erkältung empfohlen, vor allem bei Bronchitis,

Einreibung bei Schmerzen des Bewegungsapparates

Mischen Sie 2 Tr. Eukalyptus- mit 2 Tr. Ingwer- und 2 Tr. Lavendelöl in 10 ml Arnikaöl. Die Mischung tragen Sie auf die betroffenen Bereiche auf und massieren alles gut ein – das wirkt schmerzlindernd und entzündungshemmend und hilft bei der Regeneration und Heilung. Diese Mischung können Sie bei akuten wie auch bei chronischen Beschwerden jeder Art anwenden.

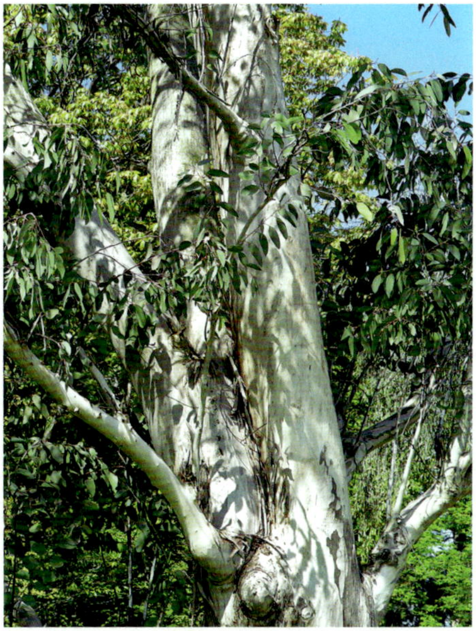
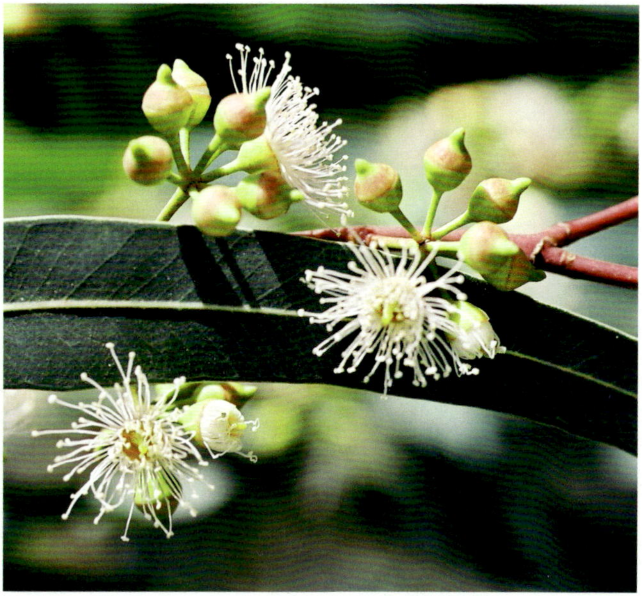

Das Öl hat einen kräftig-medizinischen Geruch und wird aus den Blättern gewonnen.

Otitis und Sinusitis. Als Tee dosieren Sie als krampf- und schleimlösendes Mittel bei **Entzündungen der Atemwege** 1 Tropfen Öl auf 1 Teelöffel Honig in einer Tasse warmem Wasser.

Eine ganz andere Wirkungsweise kommt zum Tragen bei Schmerzen im Bewegungsapparat und bei Rheuma: Eukalyptusöl wirkt in Einreibungen als **schmerzlinderndes Antirheumatikum.** Bewährt hat sich hier die Kombination mit anderen ätherischen Ölen wie Lavendel in hochwertigem Arnika- oder Johanniskrautöl. Bei Trägheit und Lustlosigkeit wirkt das Öl belebend und erfrischend. Es steigert die Konzentrationsfähigkeit und eignet sich daher auch als unterstützender Duft während der geistigen Arbeit, beispielsweise im Büro oder in der Schule.

PERSÖNLICHER HINWEIS

Beachten Sie, dass die Wirkung in Kombination mit Homöopathika eventuell verändert wird. Für Babys und Kinder unter drei Jahren ist das Öl nicht geeignet. Eine mildere Alternative zu *E. globulus* ist die verwandte Eukalyptusart *E. radiata*. Dieses Öl wird gerade von Kindern oder älteren Menschen besser vertragen, da das Aroma sanfter und nicht so stechend ist. In vielen Fällen empfinden es auch Asthmatiker als angenehm wohltuend. Für Babys ist jedoch auch dieses Öl nicht geeignet.

Ingwer

— ***Zingiber officinale* · *Zingiberaceae* · Ingwergewächse**

Gewinnung: Wasserdampfdestillation des Wurzelstocks (Rhizom)
Wirkung: erwärmend, anregend, aphrodisierend
Anwendungsbebiete: Verdauungsbeschwerden, Übelkeit, Erkältung, Aromaküche

BOTANIK

bis zu 2 m hoch werdende Staude mit schilfähnlichen Stängeln und schmalen Blättern, die jedes Jahr absterben, um dann erneut aus dem unterirdischen Rhizom auszutreiben; Blütenstiel endet mit einem länglichen, leuchtend rot-gelben und ährenartigen Blütenstand

WIRKUNG UND ANWENDUNG

Der Duft des Ingweröls wirkt nicht nur erwärmend und kräftigend, sondern er löst auch innere Spannungen und Verhärtungen. Er bringt gefrorene Gefühle zum Tauen und wirkt bei Männern potenzsteigernd. In Afrika soll es einen Eingeborenenstamm geben, in dem sich Frauen aus Ingwerknollen Gürtel basteln, die sie immer umlegen, wenn sie die eingeschlafene Liebeskraft ihrer Männer erwecken wollen. Für eine **aphrodisierende**, stimulierende Raumbeduftung verwenden Sie 2 Tropfen Ingwer mit 1 Tropfen Jasmin 2-prozentig und 5 Tropfen Grapefruit.
Kaum wegzudenken ist Ingwer aus der asiatischen Küche, in der er zu den bedeutendsten Gewürzen zählt. Der Wurzelstock ist ein wichtiger Bestandteil des indischen Chai, der aus schwarzem Tee und Gewürzen zubereitet wird. In unseren Breitengraden ist Ingwer ein beliebter Zusatz von gesüßten Getränken wie zum Beispiel Ginger Ale und wird außerdem traditionell in Backwaren eingesetzt. Er unterstützt die Verdauung und wirkt magenstärkend, appetitanregend und allgemein kräftigend. Vor allem bei (Reise-) **Übelkeit** hat er sich sehr bewährt: Sie können in einem solchen Fall ganz einfach 1 Tropfen Ingweröl zusammen mit 1 Tropfen Zitrusöl auf ein Taschentuch träufeln und bei Bedarf daran riechen.
Ingwer ist in Asien – insbesondere in Indien, China und auf Java – seit jeher nicht nur ein geschätztes Gewürz, sondern ein ebenso anerkanntes Heilmittel für die verschiedensten Krankheiten. Durch seine entzündungshemmende Kraft ist er bei **Erkältungskrankheiten und Grippe** angezeigt. Vor allem bei chronischer Bronchitis hat er sich aufgrund der schleimlösenden Wirkungen

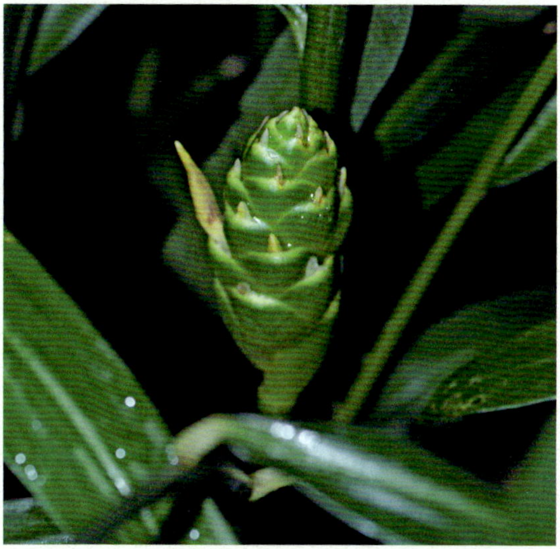

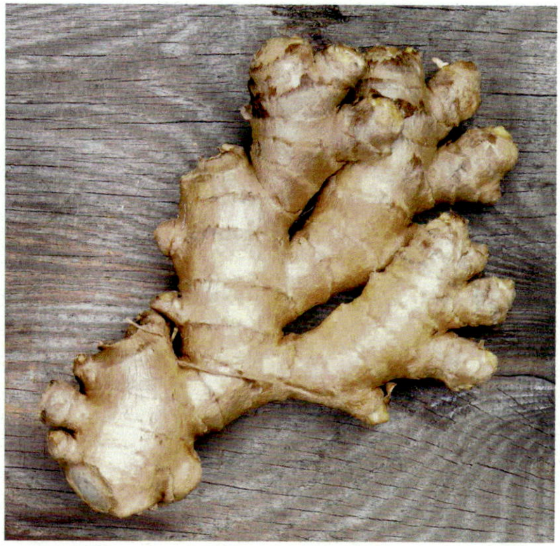

Blütenstand länglich – Rhizom, aus dem das Öl destilliert wird: sehr geeignet für die Reise, zum Einsatz bei Übelkeit und Schmerzen

sehr bewährt. Die wärmenden und schmerzlindernden Eigenschaften helfen unterstützend bei **Muskelverspannungen, Rheuma und Schmerzen.** Dazu wird das Öl, verdünnt in einem fetten Basisöl wie beispielsweise Arnika oder Johanniskrautöl, zum Einreiben verwendet.

PERSÖNLICHER HINWEIS

Scharfstoffe wie Gingerol im frischen Ingwer erregen die Wärmerezeptoren in der Mundschleimhaut, was die Bildung von Speichel und Magensaft anregt und dadurch Speisen verträglicher macht. Derartige Scharfstoffe sind jedoch im Öl nicht enthalten. Dagegen finden sich einige andere Inhaltsstoffe, die bei Verdauungsbeschwerden hervorragend helfen. Natürliches Ingweröl ist auch in der Aromaküche sehr beliebt – vor allem bei Menschen, die den Geschmack lieben, aber nicht scharf essen wollen.

Aphrodisierendes Massageöl

Geben Sie 2 EL Mandelöl in ein Glasschälchen und tropfen Sie 1 Tr. Ingwer, 1 Tr. Jasmin 2-prozentig, 1 Tr. Rose 2-prozentig und 3 Tr. Orange dazu. Mischen Sie die Zutaten gut und verwöhnen Sie mit diesem krampflösenden und stimulierenden Massageöl Nacken, Rücken, Arme und Beine.

Jasmin

—— ***Jasminum officinale, J. grandiflorum*** · ***Oleaceae*** · **Oleandergewächse**

Gewinnung: Absolue – Extraktion der Blüten mit Lösungsmittel
Wirkung: entspannend, aphrodisierend, harmonisierend
Anwendungsbebiete: Erotik, Verspannungen, Muskelkrämpfe

BOTANIK

Kletterpflanze von zierlichem Wuchs, rankt bis zu 8 m hoch; Blätter einfach gefiedert mit eiförmigen Fiederblättchen; Blüten zart, weiß, in Traubendolden angeordnet

WIRKUNG UND ANWENDUNG

Jasmin ist eine äußerst kostbare und beliebte Essenz und vor allem in der Parfümindustrie sehr begehrt. Um ein Kilo Öl zu gewinnen, sind etwa eine Tonne oder eine Million Jasminblüten erforderlich. Jasmin ist das *Mondlicht im Hain* und die *Königin der Nacht* – zumindest für die Inder, die diese außergewöhnliche Pflanze seit eh und je sehr hoch schätzen. Auch in den anderen asiatischen Kulturen wird die blühende Pflanze als lebendiges Symbol sinnlicher Liebe verehrt und ist ein altbewährtes **Aphrodisiakum**: Der blumigsüße, betörende Duft frischer Blüten besitzt eine unwiderstehliche, fast magische Anziehungskraft. Er durchdringt alles und holt unmittelbar in die Gegenwart. Er macht empfänglich für einen berauschenden Liebeszauber und öffnet gleichsam die Pforte zur Welt der Sinne.

Für einen **stimulierenden Raumduft** geben Sie 1 Tropfen Jasmin 2-prozentig sowie 3 Tropfen Grapefruit und 2 Tropfen Sandelholz 8-prozentig in ein Duftgerät oder verwenden das Öl als Zusatz in aphrodisierenden Massage- und Badeölen. Wissenschaftler haben herausgefunden, dass der Duft an die gleichen Rezeptoren im Körper andockt wie die Moleküle von starken Beruhigungsmitteln, was die beruhigende und angstlösende Wirkung gut erklärt. Jasmin ist auch ein erwärmendes Antidepressivum und hat sich in Phasen von Stress und Überlastung bewährt. Die Kombination mit Lavendel und Zirbelkiefer eignet sich gut zum Einschlafen. Bei Angst und Unsicherheit hilft Jasmin, wieder mehr Zuversicht und Vertrauen zu gewinnen und wirkt stärkend und aufbauend.

Eine Besonderheit ist, dass Jasmin nicht nur innere, **seelische Blockaden** löst, sondern auch bei körperlichen Verspannungen krampflösend und entspannend wirkt! Als Teil eines Massageöls kommt es bei Rücken- und Glieder-

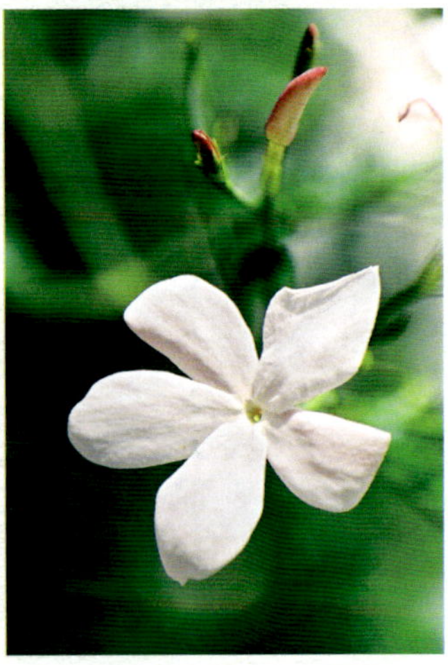

Zarte Blüte mit betörendem Duft

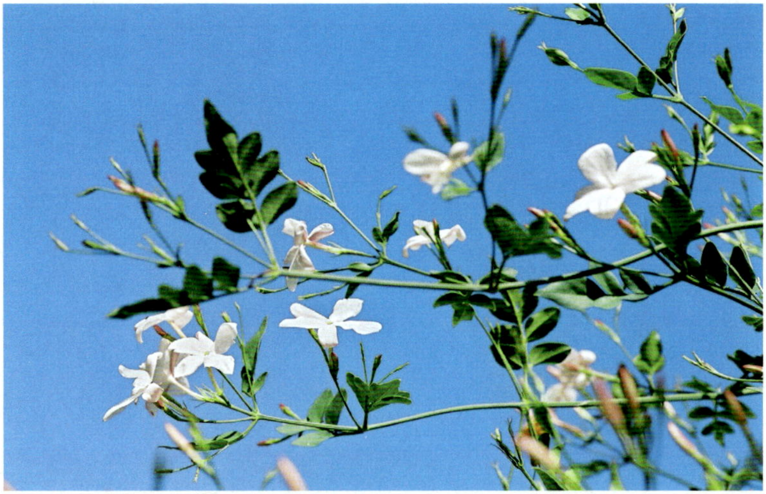

Das Öl aus den Blüten löst seelische und körperliche Verspannungen zugleich.

schmerzen wie auch bei **steifem Nacken** zum Einsatz. Das hilft vor allem gut, wenn Sie es bereits bei den ersten Anzeichen auftragen. Als Soforthilfe können Sie Jasmin 2-prozentig in Jojobaöl direkt auf den betroffenen Muskelsträngen einmassieren.

PERSÖNLICHER HINWEIS

Hebammen setzen Jasminöl gerne für die Geburtshilfe ein – was bereits zum Ausdruck bringt, dass es aufgrund der wehenfördernden Wirkung während der Schwangerschaft nicht verwendet werden sollte. Ansonsten ist es ein gut verträgliches Öl, das Sie aufgrund des starken Aromas aber nie zu hoch dosieren sollten.

Massageöl bei verspannter Nackenmuskulatur

Mischen Sie in einem Glasschälchen 2 EL Johanniskrautöl mit 1 Tr. Jasmin 2-prozentig, 1 Tr. Muskatellersalbei und 3 Tr. Lavendel. Massieren Sie dann das Öl gut ein. Am besten legen Sie eine Wärmepackung (Kirschkernkissen oder Wärmflasche) auf und gönnen sich mindestens eine Stunde Ruhe. Die Mischung hilft, die Muskulatur zu entkrampfen und sorgt zudem auf der psychischen Ebene für Entspannung.

Lavendel

— ***Lavandula officinalis, L. angustifolia · Lamiaceae* · Lippenblütler**

Gewinnung: Wasserdampfdestillation des blühenden Krautes
Wirkung: entspannend, ausgleichend, harmonisierend
Anwendungsbebiete: Schlafförderung, Entspannung, Juckreiz, Hautpflege, Wunden, Verbrennungen, Aromaküche

BOTANIK

kleiner, ausdauernder verholzender Halbstrauch, wird 20–60 cm hoch; Blätter grau-grün, lanzettförmig und weißfilzig behaart; Lippenblüten klein und blau, duften stark, ährenartig angeordnet

WIRKUNG UND ANWENDUNG

Lavendel zählt zu den Heilpflanzen mit dem breitesten Wirkungsspektrum. Der zart blumige Duft frischer Blüten ist ausgleichend und harmonisierend. Wenn wir gestresst sind, wird er beruhigen, sind wir dagegen depressiv, melancholisch und mit Sorgen beladen, wirkt er aufbauend. Das angenehm leicht und blumig duftende Öl weist stets zur eigenen Mitte und weckt Assoziationen zu duftenden Berghängen, die Klarheit, Reinheit und Anmut versinnbildlichen. Bei Herzklopfen, nervösen Herzbeschwerden, Stress und Schlaflosigkeit wirkt es beruhigend und wohltuend. Zum Einschlafen eignet es sich sehr gut als Raumduft. Sie können es auch direkt auf das Kopfkissen geben oder je 1 Tropfen auf die Schläfen oder Pulspunkte tupfen. Auch als Zutat in heißer Schokolade oder Milch kann Lavendel die Entspannung unterstützen: Dafür verrühren Sie 1 Tropfen in 1 Teelöffel Honig oder Sirup gut in einem Becher heißer Flüssigkeit. Der Tee wirkt entspannend und beruhigt die Nerven. Eine andere Möglichkeit ist ein **hautpflegendes und krampflösendes Aromabad** – Sie geben dafür 10–15 Tropfen in etwas Sahne oder Honig. Das bereitet Sie gut auf den Schlaf vor.
Bei Kopfschmerzen entspannt die krampflösende und **schmerzlindernde** Wirkung, wenn Sie das Öl auf Nacken und Schläfen auftragen. Es wirkt außerdem entzündungshemmend und entkrampfend bei Grippe, Erkältung, Halsentzündung und Bronchitis: in einem Trägeröl verdünnt für eine Einreibung der Brust. Besonders herausragend sind außerdem die vielfältigen Eigenschaften bei der Hautpflege. Lavendel lindert den Juckreiz bei Insektenstichen: dafür einfach 1 Tropfen pur auf die Haut tupfen. Darüber hinaus vermindert er bei Verbrennungen und Verletzungen Schmerzen und unter-

Hilfe nach dem Sonnenbad

Mischen Sie 10 Tr. Lavendel- in 2 EL Arganöl – für den Wiederaufbau und die Pflege der Haut nach dem Sonnenbad. Lavendel kühlt und beruhigt aufgrund der entzündungshemmenden Eigenschaften die gereizte Haut.

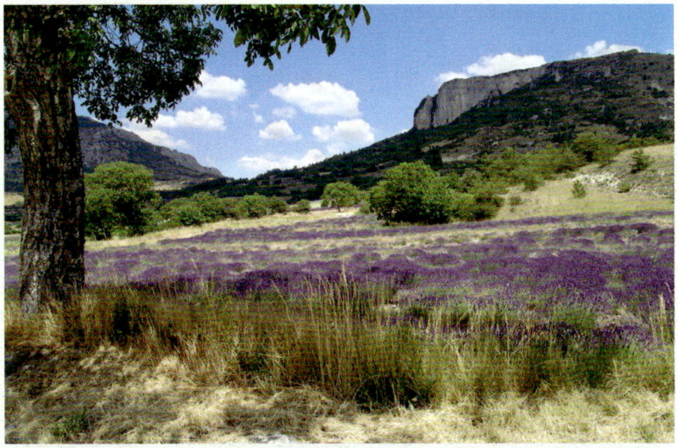

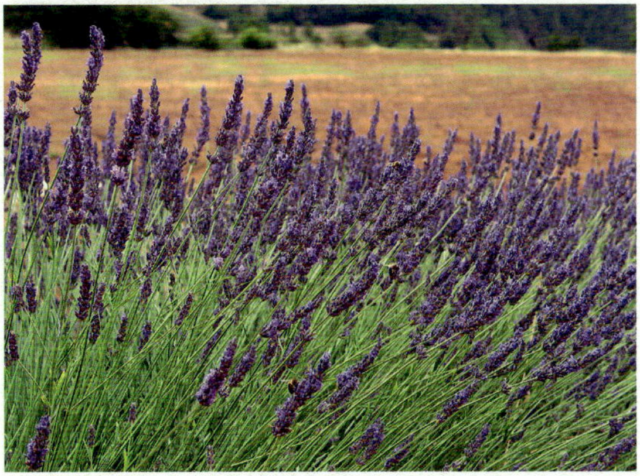

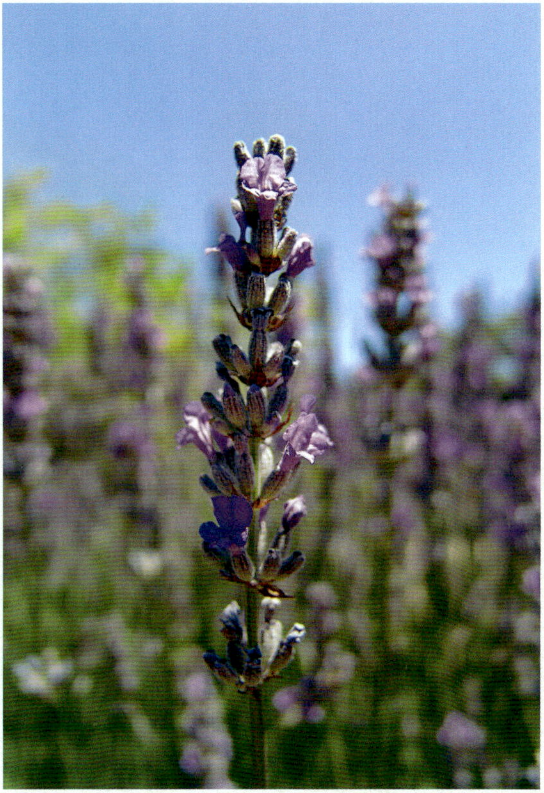

Lavendel hilft zum Entspannen ebenso wie bei Verletzungen, Brandwunden und zur Regeneration der Haut.

stützt die **Heilung der Haut**. Bei kleineren Wunden oder Verbrennungen können Sie das Öl pur auftragen oder Sie geben 2 Tropfen auf einen feuchten Wattebausch. Als Zusatz in entspannenden und hautpflegenden Massageölen und Cremes besitzt das echte Lavendelöl aufbauende und ausgleichende Eigenschaften.

PERSÖNLICHER HINWEIS

Verwenden Sie stets ausschließlich zu 100 % naturreines Lavendelöl. Der Handel bietet viele naturidentische oder synthetische Produkte als „Echten Lavendel" an. Achten Sie deshalb unbedingt auf die Angabe der Stammpflanze *L. angustifolia* oder *L. officinalis* auf dem Fläschchen. Auch das billigere Lavandinöl aus *L. hybrida* ist nicht zu empfehlen, besitzt es doch deutlich andere Wirkungen. Es ist nicht zum Ruhigerwerden und Schlafen geeignet, sondern eher als Haushaltsmittel: als Wäscheduft oder zum Putzen.

Muskatellersalbei

— *Salvia sclarea* · *Lamiaceae* · **Lippenblütler**

Gewinnung: Wasserdampfdestillation des Krautes
Wirkung: krampflösend, stimulierend, aphrodisierend
Anwendungsbebiete: Erotik, Stress, Erschöpfung, Kopfschmerz, Migräne, Unterleibskrämpfe, Frauenbeschwerden

BOTANIK

im Mittelmeergebiet und Vorderasien beheimatet, Wuchs kräftiger und größer als der einheimische Salbei, bis zu 1 m hoch; Stängel entwickelt sich im zweiten Jahr, vierkantig; Blätter breit herzförmig, etwas runzelig; Lippenblüten zart-rosa bis hellviolett, bilden den typischen und unverwechselbaren, ährenartigen Blütenstand, Duft kräftig

WIRKUNG UND ANWENDUNG

Der Duft lässt sich nur schwer beschreiben. Er wirkt zunächst frisch, leicht süß und beinhaltet eine zart-blumige Komponente. Der erste Kontakt löst bei vielen Menschen nicht unbedingt große Liebesgefühle aus. Dennoch lohnt es sich, dranzubleiben – denn die Wirkung ist außergewöhnlich: Muskatellersalbei beruhigt die Nerven und wirkt gleichzeitig belebend und aktivierend. Die Essenz besitzt die Eigenschaft, Verspannungen, eine **nervlich bedingte Überreiztheit** sowie Angstzustände aufzulösen und die dadurch frei werdende Energie in Kreativität zu verwandeln oder für das sinnliche Empfinden zu öffnen. In Zeiten von Anspannung und Stress ist Muskatellersalbei vor allem für Frauen ein wertvoller Begleiter: Die Kombination mit Lavendel als Raumduft oder Bad sind empfehlenswerte Einsatzgebiete. Für ein wohltuendes Kräuterbad geben Sie 3 Tropfen Muskatellersalbei mit 10 Tropfen Lavendel verrührt in Sahne oder Honig ins Badewasser.
Der Duft beinhaltet außerdem eine berauschende Komponente. Aus diesem Grund wurde er lange Zeit als unterstützend-anregendes Mittel bei der Herstellung von Bier eingesetzt und außerdem auch dafür, billige Weine zu edlen „Muskatellerweinen" aufzuwerten. Für eine **euphorisierende Raumbeduftung** geben Sie 2 Tropfen Muskatellersalbei, 3 Tropfen Grapefruit und 3 Tropfen Orange in ein Duftgerät.
Die Pflanze war bereits im Mittelalter bekannt und wurde nicht nur als berauschendes Mittel geschätzt, sondern auch für medizinische Zwecke verwendet. Die entkrampfende Wirkung des Öles kann als Einreibung Kopfschmerzen

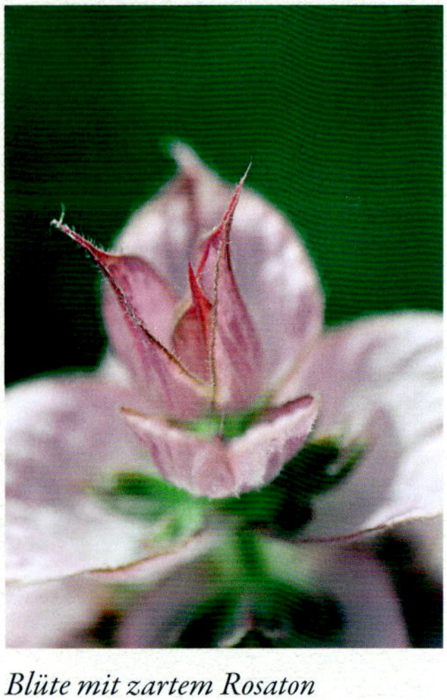

Blüte mit zartem Rosaton

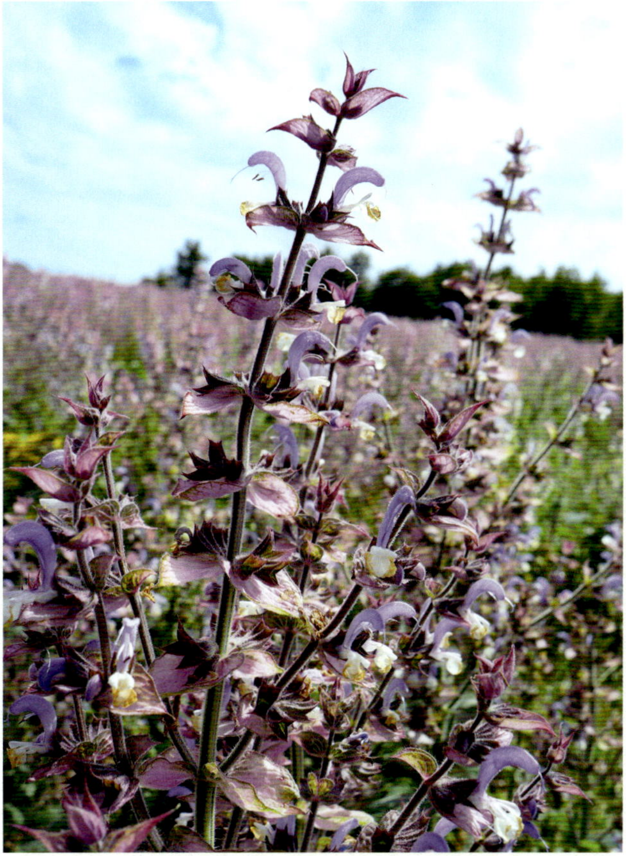

Massageöl bei Unterleibskrämpfen

Geben Sie 1 EL Nachtkerzenöl in eine Glasschale und mischen Sie dazu 2 Tr. Muskatellersalbei, 2 Tr. Lavendel und 2 Tr. Rose 2-prozentig. Diese Mischung massieren Sie sanft auf dem Unterbauch ein. Eventuell tragen Sie es zusätzlich auf die zarte Mitte der Fußsohlen auf und reiben es ein. Eine Wärmeauflage auf dem Bauch wirkt zusätzlich entspannend.

Der Duft aus dem Kraut hilft sehr gut in Phasen von Stress und Anspannung.

und **Migräne** lindern. In Verdünnung mit einem fetten Öl, vor allem Johanniskrautöl, eignet es sich traditionell als Zusatz für krampflösende, entspannende und leicht euphorisierende Massagen. Aufgrund der sanften Wirkung auf das Hormonsystem kommt es außerdem gerne bei Frauenthemen wie bei Unregelmäßigkeit oder Schmerz im Rahmen der Regelblutung oder bei Beschwerden im Klimakterium zum Einsatz.

PERSÖNLICHER HINWEIS

In der Geburtshilfe wird das Öl in Verdünnung zur Massage des Dammes und beim Geburtsvorgang eingesetzt. Während der Schwangerschaft sollte es darüber hinaus allerdings nicht eingesetzt werden. Beachten Sie: Die euphorisierende Wirkung des Muskatellersalbeis kann sich durch gleichzeitigen Genuss von Alkohol verstärken.

Nelke, Gewürznelke

— ***Syzygium aromaticum*** · ***Myrtaceae*** · **Myrtengewächse**

Gewinnung: Wasserdampfdestillation der Blütenknospen
Wirkung: antiseptisch, desinfizierend, krampflösend
Anwendungsbebiete: Zahnschmerz, Mundpflege, Erkältung, Übelkeit, Verdauungsbeschwerden, Aromaküche

BOTANIK

bis zu 20 m hoher immergrüner Baum; Blätter länglich, zugespitzt, ledrig, bis zu 12 cm lang; Blütenknospen weiß-gelblich, stark duftend, doldenartig angeordnet; werden von Hand geerntet und getrocknet, bis sie sich rötlichbraun verfärben

WIRKUNG UND ANWENDUNG

Der würzig-süße Duft des Öls wirkt bei Antriebslosigkeit und allgemeinen Schwächezuständen anregend. Viele schätzen den **wärmenden Duft** besonders dann, wenn es draußen kalt ist. Geben Sie 1 Tropfen Nelke mit 8–10 Tropfen Orange in ein Duftgerät und schon entsteht das Gefühl, jemand backt Plätzchen ... Das Öl eignet sich für Weihnachtsgebäck, ist aber sehr stark und muss stets sehr niedrig dosiert werden. Früher wurde Nelke auch als Zusatz für Räucherwerk verwendet, um aufdringliche Insekten fernzuhalten. Auch heute noch bietet sich das Öl im Duftgerät auf dem Balkon oder der Veranda in der warmen Jahreszeit dafür an.

In asiatischen Kulturen ist die Gewürznelke als Zutat zu Currys und anderen Gewürzmischungen aufgrund der stark desinfizierenden Eigenschaften das ganze Jahr allgegenwärtig. Wie auch die Muskatnuss stammt sie ursprünglich von den sogenannten Gewürzinseln, den südostasiatischen Molukken. Sie gedeiht heute in allen tropischen Regionen der Welt.

Im alten China besaß sie bereits vor über 2000 Jahren aufgrund ihrer einzigartigen Eigenschaften einen hohen Stellenwert. Ihre außergewöhnlich stark **keimtötende Wirkung** war schon damals bekannt. Die Chinesen bekämpften damit Cholera, Diphtherie, Tuberkulose und Milzbrand. Auch Streptokokken, Staphylokokken und Colibakterien haben gegen die antiseptische Wirkung der Nelke kaum eine Chance. Sie eignet sich deshalb hervorragend als Raumduft in der Erkältungszeit oder wenn Magen-Darm-Viren umgehen.

Um den Duft angenehmer zu machen, können Sie auch Zitronenöl zugeben. Auf ein Taschentuch aufgetragen, hilft Nelke bei Übelkeit. Darüber hinaus

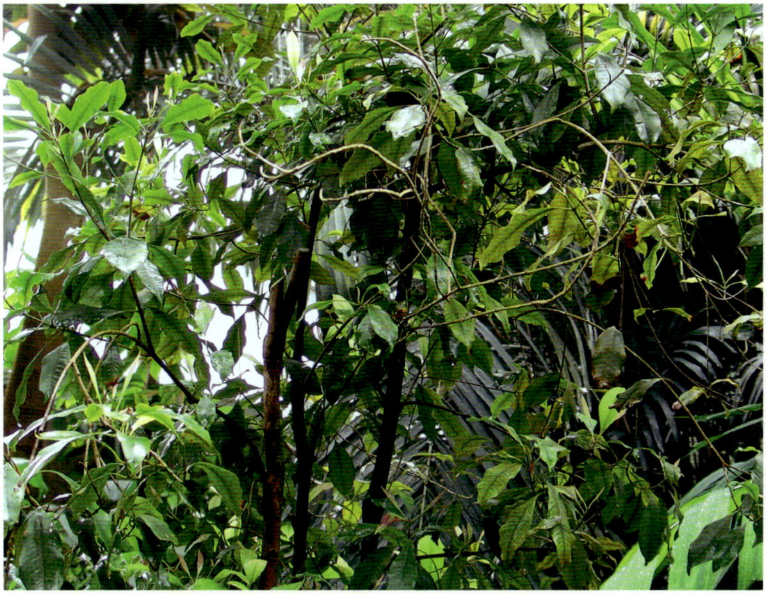

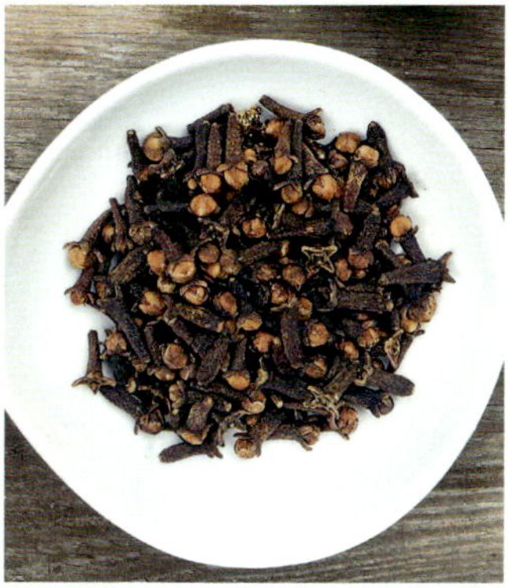

können Sie die Knospen kauen, um damit den Atem zu reinigen oder zu aromatisieren. Im Bereich der **Zahnmedizin** wird das Öl wegen der stark desinfizierenden und schmerzlindernden Eigenschaften nach wie vor gerne eingesetzt.

Immergrüne Pflanze, aus deren Blütenknospen das Öl stammt. In der Zahnheilkunde wirkt es desinfizierend und schmerzlindernd.

PERSÖNLICHER HINWEIS

Während der Schwangerschaft sollte Nelkenöl nicht verwendet werden, da es anregende Eigenschaften auf den Uterus besitzt. Hebammen empfehlen es manchmal zur Einleitung der Geburt, etwa in Form eines Raumduftes. Verdünnen Sie das Öl bei Anwendung auf der Haut immer sehr stark, da sonst Haut und Schleimhäute gereizt werden können.

Innerliches Massageöl bei Zahnschmerzen

Geben Sie 2 Tr. Nelkenöl in 1 TL Mandelöl und massieren die Mischung auf die jeweiligen Stellen: Das wirkt desinfizierend, betäubt etwas und lindert Schmerzen. In Akutfällen können Sie die Mischung bis zu 6-mal hintereinander stündlich auftragen.

Neroli, Orangenblüte

— *Citrus aurantium* var. *amara* · *Rutaceae* · **Rautengewächse**

Gewinnung: Wasserdampfdestillation der Blüten
Wirkung: entspannend, beruhigend, hautpflegend
Anwendungsbebiete: Nervosität, Stress, Prüfungsangst, Schocksituationen, Hautpflege, Falten

BOTANIK

Bitterorangenbaum, auch Pomeranze genannt, wird in seiner Heimat Indien etwa 6–12 m hoch, mit vielästiger Krone und Dornen in den Blattachseln, wie alle anderen Citrus-Arten immergrün, trägt wie diese während des ganzen Jahres gleichzeitig Blüten und Früchte; Blätter lederartig, dunkelgrün, lanzettförmig zugespitzt; Blüten klein, weiß, 5-blättrig und sternförmig; Frucht orangenähnlich, jedoch etwas kleiner

WIRKUNG UND ANWENDUNG

Ob in Südfrankreich, Sizilien oder auf Kreta – der stimulierende, süße Duft und die anmutige Schönheit eines blühenden Orangenhains ist unvergleichbar und mit Worten kaum zu beschreiben. Der Name Neroli stammt vermutlich von der im 16. Jahrhundert lebenden italienischen Prinzessin Anne-Marie

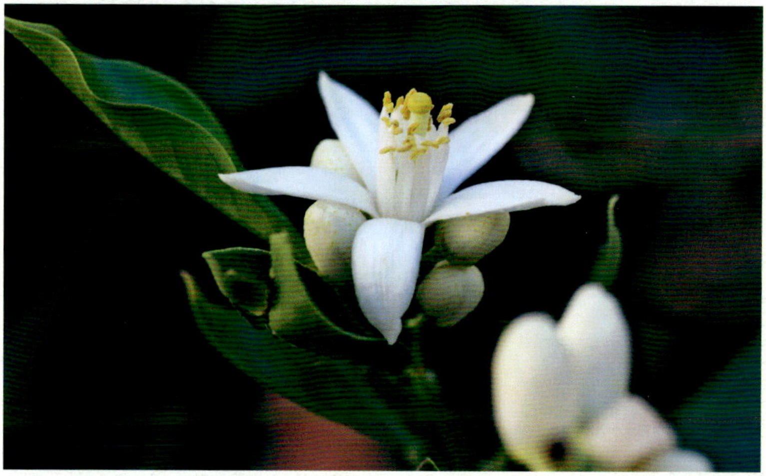

Kleine, weiße Blüte mit großer Wirkung bei Angst und Nervosität

Tupföl bei Nervosität und Prüfungsangst

Geben Sie zu 10 ml Neroli 2-prozentig in Jojobaöl 10 Tr. Lavendelöl hinzu und schütteln Sie die Mischung. Bei Aufregung, Nervosität und Angst massieren Sie die Mischung auf Pulspunkte und die Herzgegend sanft ein, um etwas Ausgleich zu finden.

von Nerola, die sich angeblich als eine der ersten Frauen mit Orangenblüten parfümierte und auf diese Weise die kostbare Essenz als Parfüm salonfähig machte. Das leicht süße, blumige Aroma verströmt im Duftgerät eine beruhigende, entspannte Atmosphäre, in der es leichtfällt, sich zurückzulehnen, alle Sorgen zu vergessen, **Angstgefühle** fallen zu lassen und zur Ruhe sowie in die Entschleunigung zu kommen. Wie von Geisterhand und aus dem Nichts heraus vermag es, selbst in den ausweglosesten Situationen einen kleinen Hoffnungsschimmer herbeizuzaubern.

Neroli besitzt einen starken Einfluss auf Geist und Seele und gilt in der Aromatherapie als eine der besten Essenzen bei Depression, Stress, Nervosität und Angstzuständen. Darüber hinaus wirkt es beruhigend und stärkt zugleich Herz wie Kreislauf. Aufgrund dieser Anwendung wird dieses Öl auch manchmal als **Notfallöl der Aromatherapie** bezeichnet: Tupfen Sie sich in einem solchen Fall einfach je 1 Tropfen Neroli 2-prozentig in Jojobaöl auf Schläfen und Pulspunkte – etwa vor Prüfungen und aufregenden Situationen oder wenn Sie eine schlechte Nachricht erhalten haben.

Verdünnt mit fettem Öl ist Neroli ein hervorragendes Pflegemittel für die Haut, das sich vor allem für empfindliche und zu Entzündung neigende Hauttypen eignet. Einsatzmöglichkeiten sind beispielsweise pflegende Aromabäder oder aphrodisierende Massagen. Aufgrund der entspannenden Wirkung ist es auch ein hervorragendes **Antifaltenmittel** für das Gesicht und den Bereich des Dekolletés. Darüber hinaus hat es sich auch zur Pflege von Narben und Schwangerschaftsstreifen bewährt. Als heiße Gesichtskompresse schenkt es Entspannung pur.

PERSÖNLICHER HINWEIS

Aus dem Bitterorangenbaum lassen sich drei verschiedene Öle gewinnen: Neroli aus den Blüten, das Bitterorangenöl aus den Fruchtschalen und das Petitgrainöl aus den Fruchtansätzen und Zweigspitzen. Die Blüten des Orangen- oder Zitronenbaumes besitzen eine ähnliche Wirkung wie Neroli, werden aber selten als Öl angeboten.

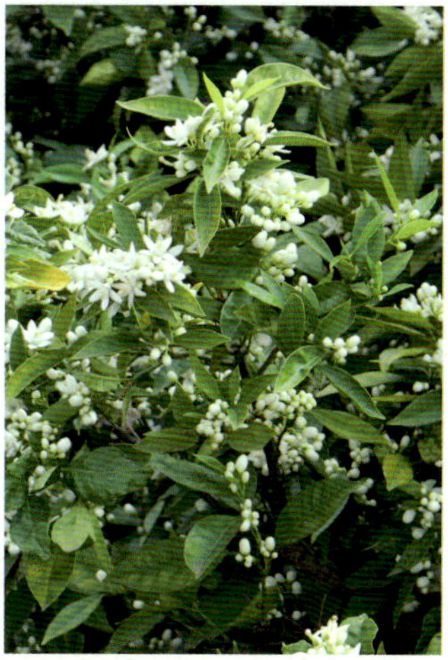

Bitterorangenbaum oder Pomeranze

Oregano, Dost

—— ***Origanum vulgare, O. heracleoticum*** · ***Lamiaceae*** · **Lippenblütler**

Gewinnung: Wasserdampfdestillation des blühenden Krautes
Wirkung: anregend, belebend, desinfizierend
Anwendungsbebiete: Verdauungsbeschwerden, Magendarmgrippe, Infektionen (der Atemwege), Aromaküche

BOTANIK

mehrjährige Staude, etwa 40 cm hoch; Blätter klein, schwach gezähnt, spitz zulaufend; Blüten zahlreich, purpurrosa, in Doldenrispen angeordnet; Verwandtschaft mit Majoran *(O. majorana)* und unserem einheimischen Dost *(O. vulgare* ssp. *vulgare)*

WIRKUNG UND ANWENDUNG

Oregano zählt zu den beliebtesten Gewürzen der mediterranen Küche, vor allem als Gewürz für Pizza und Gerichte mit Tomate. Das Kraut wirkt magenstärkend, **verdauungsfördernd** und blähungswidrig und macht selbst schwerer verdauliche Speisen wie Eintöpfe bekömmlicher. Der frische krautige Duft wirkt belebend und anregend in der Raumluft. Nach langer Krankheit kann das Öl, zusammen mit Zitrusölen, dabei helfen, wieder schneller auf die Beine zu kommen. Geben Sie dafür 1 Tropfen Oregano zusammen mit 5 Tropfen Orange in ein Duftgerät. Das wirkt motivierend und reinigt zugleich die Raumluft im Krankenzimmer.

In der Literatur wird Oregano immer öfter als sogenanntes pflanzliches Antibiotikum angepriesen, weil er stark antibakteriell wirksam ist und ein breites Spektrum an Keimen erreicht. Tatsächlich besitzt er auch eine äußerst stark desinfizierende Wirkung, die besonders bei **Infektionen der Atem- und Harnwege** eine schnelle Linderung herbeiführen kann. Die Anwendung sollte aber immer nach Vorschrift erfolgen: Nehmen Sie das Öl niemals unverdünnt ein, sondern mischen Sie vor der Einnahme 2 Tropfen mit 1 Esslöffel fettem Basisöl, beispielsweise Olivenöl. Diese Anwendung ist unterstützend sowohl bei Verdauungsproblemen geeignet als auch bei Infektionen der Atemwege und bei Grippe. Wenden Sie sie aber nicht öfter als 3-mal täglich und nicht länger als etwa sieben Tage an. Selbstverständlich ersetzt das nicht den Besuch beim Arzt.

Weiterhin ist eine gute Wirksamkeit bei Pilzen wie *Candida albicans* nachgewiesen. Auch hier nehmen Sie das Öl immer gut verdünnt: 1 Tropfen Orega-

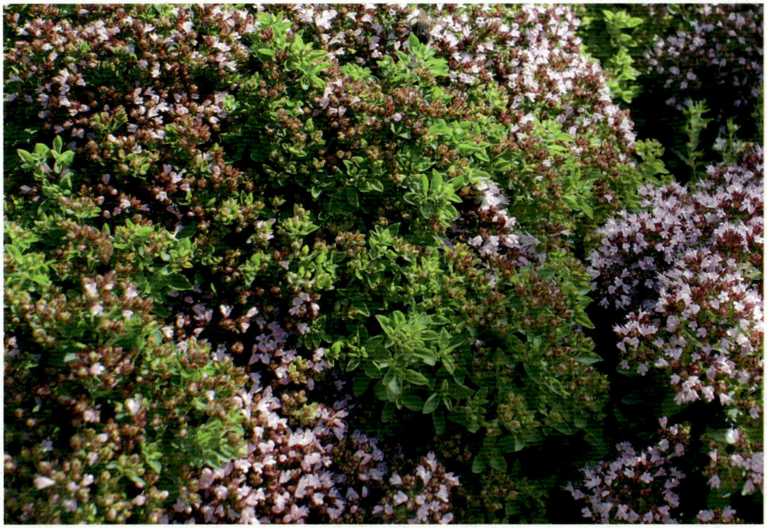

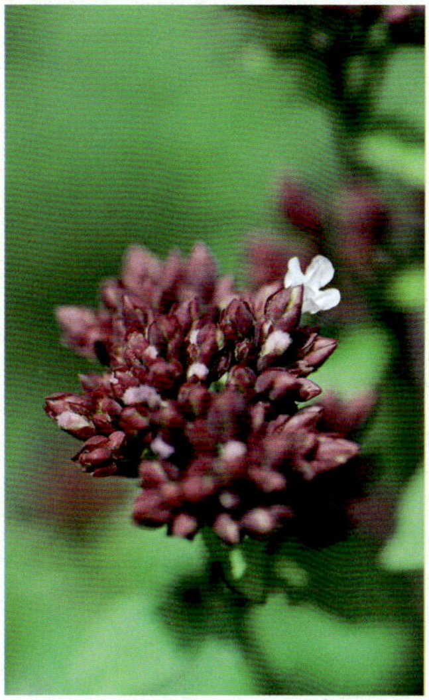

Das blühende Kraut wird wasserdampfdestilliert. Das Öl sollte nie pur eingenommen werden.

no träufeln Sie mit 2 Tropfen Teebaumöl in 1 Esslöffel Arganöl. Die Mischung tragen Sie am besten mehrmals täglich mit einem getränkten Wattebausch dünn auf. Oreganoöl wirkt auch immer **erwärmend**, durchblutungsfördernd und krampflösend und kommt deshalb in Massageölen bei Schmerzen des Bewegungsapparates zum Einsatz.

PERSÖNLICHER HINWEIS

Aufgrund seiner hautreizenden Eigenschaft sollten Sie das Öl niemals ohne sachkundige Beratung verwenden! Ganz wichtig ist, es nicht für Schwangere, Babys und Kleinkinder einzusetzen und es auf die Haut nur stark verdünnt aufzutragen. Zur inneren Einnahme sollten Sie nur zu 100 Prozent naturreines Öl verwenden, am besten eines, das als Lebensmittel zertifiziert ist.

Fußbad bei kalten Füßen

Mischen Sie 1 Tr. Oregano- und 2 Tr. Lavendelöl mit 1 TL Honig oder Sirup und geben Sie alles in eine Schüssel mit heißem Wasser. Stellen Sie beide Füße in die Wanne und baden Sie darin 10–15 Min. Nach dem Abtrocknen achten Sie darauf, dass die Füße gut gewärmt sind. Verwenden Sie also dicke Socken oder eine Decke. Dieses Bad eignet sich auch unterstützend bei Entzündungen der Harnwege.

Pfefferminze

— ***Mentha × piperita* · *Lamiaceae* · Lippenblütler**

Gewinnung: Wasserdampfdestillation des Krautes
Wirkung: erfrischend, belebend, gedächtnisstärkend
Anwendungsbebiete: Kopfschmerz, Erkältung, Mundpflege, Übelkeit, Verdauungsbeschwerden, Aromaküche

BOTANIK

Wurzelstock ausdauernd; Stängel 4-kantig, bis zu 80 cm hoch; Blätter gestielt und länglich spitz, mit gezähntem Rand, leicht rötlich violett; Lippenblüten rosa bis violett, in länglicher Ähre. Die Vielfalt der natürlichen Minzen ist riesengroß und nahm aufgrund zahlreicher Kreuzungen noch zu. Am bekanntesten ist die Pfefferminze. Sie entstand aus der Kreuzung der Wasserminze *(M. aquatica)* mit der Krausen Minze *(M. spicata)*.

WIRKUNG UND ANWENDUNG

Das Öl hat einen frischen reinen Duft, der bei **geistiger Erschöpfung** und Überarbeitung wieder einen klaren Kopf macht und die Konzentrationsfähigkeit erhöht. Sehr geeignet ist es bei langen Autofahrten: Dann geben Sie einen kleinen Tropfen auf ein Duftvlies oder direkt auf die Zunge. Beachten Sie: Das Öl ist sehr intensiv, deshalb stets ganz sparsam anwenden. Wenn Sie das Öl auf die Haut auftragen, entsteht sofort ein kühlender Effekt. Es wirkt auf die temperaturempfindlichen Nerven. Diese Eigenschaft hilft Ihnen, wenn Sie von Kopfschmerz geplagt sind. Bereits mehrere Studien belegen die Wirksamkeit des Öls direkt auf der Haut. Die Erfahrung zeigt: Aufgrund der durchblutungsfördernden und krampflösenden Eigenschaften hilft es besonders gut bei Spannungskopfschmerz und bei **wetterbedingten Kopfschmerzen**. Tragen

Tupföl bei Kopfschmerz und Reiseübelkeit

Füllen Sie 9 ml Mandelöl in ein 10-ml-Fläschchen. Geben Sie dann 20 Tr. Pfefferminze dazu sowie 4 Tr. Muskatellersalbei. Mischen Sie alles gut und tragen Sie bei Bedarf je einen Tropfen auf die Schläfen auf. Probieren Sie auch aus, die Mischung auf die Pulspunkte aufzutragen oder im Nacken einzumassieren.

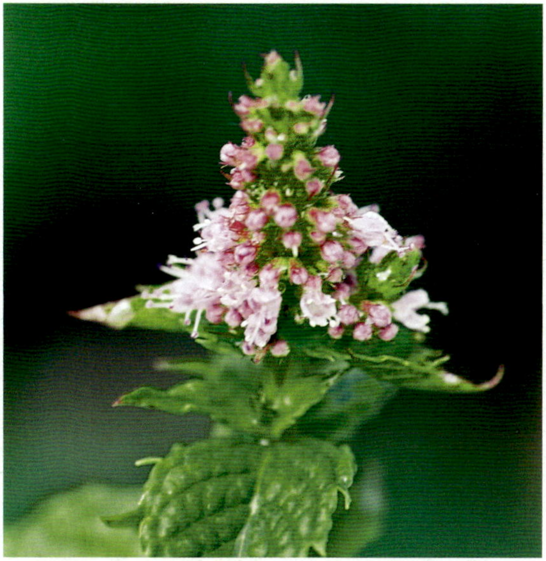

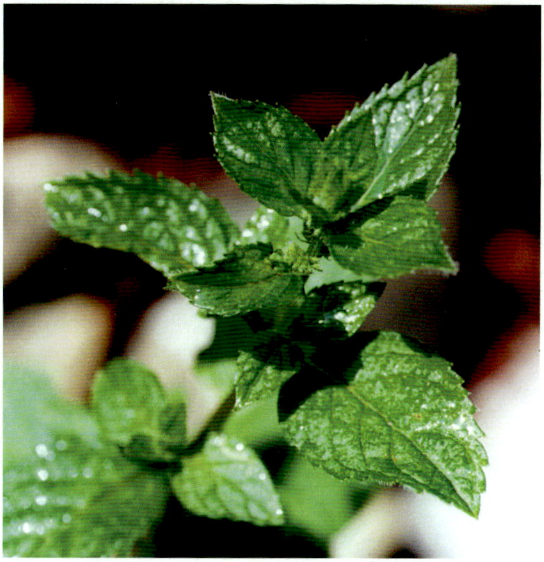

Sie es immer verdünnt auf. Sie können das Öl auch als Soforthilfe bei Sportverletzungen wie einem umgeknickten Fuß als kalte Kompresse einsetzen. Das kühlt und lindert den Schmerz.

Ein weiterer wichtiger Anwendungsbereich ist die Inhalation bei Erkältung, vor allem bei Sinusitis. Egal ob als feuchte oder trockene Inhalation – die kühlende Pfefferminze macht die Nase frei und hilft dabei, wieder besser durchzuatmen. Innerlich angewendet ist das Öl zum Erfrischen und zur **Reinigung des Mundraumes** beliebt. Dazu rühren Sie 2–3 Tropfen als Gurgellösung in ein Wasserglas oder Sie träufeln sich 1 Tropfen pur auf die Zunge. Das Öl desinfiziert, macht einen frischen Atem und belebt nebenbei auch den Geist. Auch bei Übelkeit können Sie es – innerlich oder als Schnuppertuch – einsetzen. Bei Verdauungsbeschwerden wie Blähungen nehmen Sie innerlich 2 Tropfen auf 1 Teelöffel Sirup in ½ Glas lauwarmem Wasser ein.

Einzelblüten in länglicher Ähre. – Das Öl aus dem noch nicht blühenden Kraut hilft gut bei Kopfschmerz.

PERSÖNLICHER HINWEIS

Das Pfefferminzöl ist im Vergleich zum billigeren Minzöl *(M. arvensis)* – auch bekannt als Japanisches Heilöl – unbedingt zu empfehlen, da es ein breiteres Therapiespektrum sowie eine bessere Verträglichkeit besitzt. Es ist allerdings nicht geeignet für Babys und Kinder unter drei Jahren, für Schwangere nur als Ausnahme und niedrig dosiert wie beispielsweise bei dem beschriebenen Tupföl. Geben Sie das Öl nicht in das Badwasser und beachten Sie, dass sich die Wirkung in Kombination mit Homöopathika eventuell verändert.

Ravensara, Ravintsara

— *Cinnamomum camphora* · *Lauraceae* · **Lorbeergewächse**

Gewinnung: Wasserdampfdestillation der Blätter
Wirkung: aktivierend, stärkend
Anwendungsbebiete: Erkältung, Bronchitis, Sinusitis, Grippe

BOTANIK

Kampferbaum, bis zu 20 m hoch und stark belaubt, meist in Madagaskar, aber auch in Ostasien und Sri Lanka kultiviert; Rinde kräftig und rötlich- bis graubraun; Blätter ledrig, glänzend grün, länglichoval; Blütenstand rispig mit cremefarbenen Blütendolden

WIRKUNG UND ANWENDUNG

Das madegassische Wort *ravintsara* bedeutet soviel wie *gute Blätter* und bezieht sich sowohl auf die Blätter des Nelkennussbaumes *(Ravensara aromatica)* als auch auf die Blätter anderer Bäume. Das führte immer wieder zu einer Verwirrung. Heute hat man sich darauf geeinigt, die Namen Ravensara und Ravintsara gleichbedeutend für das Öl von *C. camphora* zu verwenden. Es ist wesentlich milder als normales Kampferöl, wundervoll mild und sanft frisch duftend. Es wirkt stärkend und aufbauend, so dass es gerade in Zeiten von Krankheit und starken Belastungen gut zu gebrauchen ist. Bei Erschöpfung und **Stress** vermittelt es Klarheit und Energie.

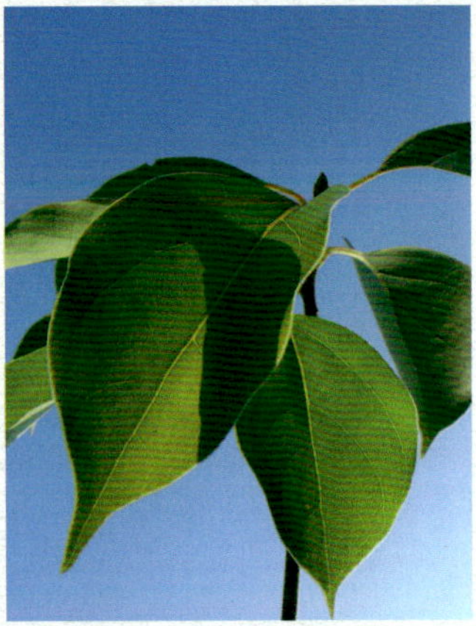

Die Blätter sind das begehrte Erntegut.

Ravensara besitzt außerdem hervorragende Eigenschaften für die Erkältungszeit. Es wirkt antibakteriell und zugleich – vor allem bei einer viralen Grippe wichtig – stark antiviral. Sie können es, ähnlich wie Teebaumöl, vorbeugend zum **Desinfizieren der Raumluft** verwenden. Das Aroma ist wesentlich milder und angenehmer als jenes vom Teebaum. Kombinieren Sie 2 Tropfen im Duftgerät mit 5 Tropfen Zitrone oder Orange, um sich vor Ansteckung zu schützen. Alternativ geben Sie 1 Tropfen auf ein Zuckerstück, das Sie auf die Zunge legen. Speicheln Sie gut ein, bevor Sie schlucken. Durch den hohen Gehalt an 1,8-Cineol wirkt das Öl stark schleimlösend, was für Inhalationen bei Bronchitis und Sinusitis sinnvoll ist. Bei Schnupfen nehmen Sie ganz einfach und schnell 1 Tropfen zusammen mit 1 Tropfen Pfefferminzöl auf einem Taschentuch zur trockenen Inhalation.

Darüber hinaus besitzt das Öl auch auf der Haut antivirale Eigenschaften und wird deshalb gerne – in starker Verdünnung – zur unterstützenden Therapie von **Lippenherpes und Gürtelrose** genommen. Hier kommen die ausgespro-

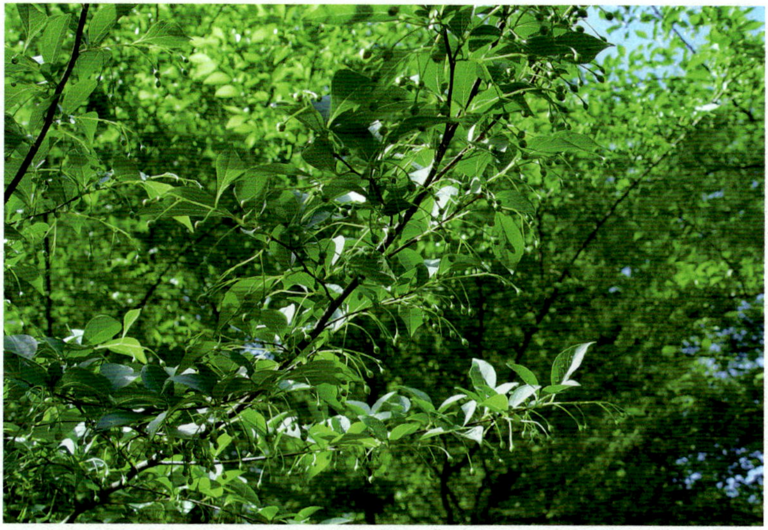

Ravensara wirkt viel milder als Kampfer und ist ein hervorragender Begleiter in der Grippezeit.

chen hautfreundlichen Eigenschaften zum Tragen. Sie können das Öl beispielsweise in reinem Rosenwasser verschütteln und dann direkt aufsprühen. Den Arztbesuch ersetzt das natürlich nicht.

PERSÖNLICHER HINWEIS

Das sehr seltene ätherische Öl aus *Ravensara aromatica* besitzt andere Eigenschaften. Vermeiden Sie deshalb eine Verwechslung. Bei Kindern mit spastischen Erkrankungen der Atemwege dosieren Sie Ravensara immer ganz vorsichtig, das bedeutet höchstens 1–2 Tropfen für die Raumbeduftung und auf keinen Fall direkt am Körper.

Gurgelwasser für die Erkältungszeit

Nehmen Sie ein kleines Schraubglas, geben Sie 20 Tr. Ravensara hinein und verteilen das Öl durch Schwenken auf der Glaswand. Füllen Sie dann 5 EL naturbelassenes, etwas grobes Salz dazu, verschließen Sie das Glas und schütteln Sie es gut. Nach einem Tag Reifezeit können Sie das Heilsalz benutzen. Geben Sie dafür auf ½ Glas lauwarmes Wasser ½–1 TL der Mischung, verrühren Sie es kurz und gurgeln damit. Das wirkt am besten, wenn Sie mehrmals täglich und ausdauernd für etwa 3 Min. gurgeln. Die Mischung befeuchtet die Schleimhäute und wirkt vorbeugend gegen Viren.

Rose

— ***Rosa damascena* · *Rosaceae* · Rosengewächse**

Gewinnung: Wasserdampfdestillation der Blüten
Wirkung: harmonisierend, aufbauend, herzstärkend
Anwendungsbebiete: Depression, Trauer, Hautpflege, Wunden, Aromaküche

BOTANIK

Rosengewächse mit 5 Blütenblättern samt zahlreichen Staubblättern, bei vielen Zuchtformen zu Blütenblättern gezüchtet; für die Ölgewinnung vorwiegend geeignet ist die stark duftende, stark bestachelte Damaszener-Rose mit buschigem kräftigem Wuchs; Fiederblätter 5-zählig geteilt; Blüten rosafarben, dicht gefüllt

WIRKUNG UND ANWENDUNG

Die stark duftende Damaszener-Rose stammt ursprünglich aus Persien und wird heute vor allem in Bulgarien, in der Türkei und in Afghanistan angebaut. Je nach Gegend und Klima werden für 1 Kilogramm Essenz etwa zwischen 3000 und 5000 Kilogramm Blüten geerntet. Der Preis für das echte Rosenöl ist dementsprechend hoch.

Der blumige Duft des Öls verströmt Freude und unbefangene Heiterkeit. Er durchdringt den ganzen Körper und berührt tief im Herzen. Rosenöl stärkt die Liebesfähigkeit und weckt das Empfinden für Sinnlichkeit und Schönheit. Es öffnet die Pforte zu einer Welt, die von Verständnis, Zärtlichkeit und Liebe durchdrungen ist. Bei tiefer **Trauer, Kummer und Depression**, die über Jahre das Herz verhärtet und die Gefühle abgestumpft haben, wirkt Rose harmonisierend und lindernd. Sie entspannt, stärkt das Herz und die Nerven und hat sich bei der Geburtshilfe wie auch in der Sterbebegleitung bewährt. Aromatherapeuten reden deshalb vom *Schwellenöl*. Außerdem ist sie eine wunderbare Essenz zur Pflege der Haut. Vor allem entzündete Bereiche, schlecht heilende **Wunden sowie Narben** heilen mit Rosenöl – verdünnt in fettem Basisöl wie Jojoba- oder Hagebuttenkernöl – oftmals unglaublich schnell. Tragen Sie in solchen Fällen Rose 2-prozentig in einem solchen Öl mehrmals täglich dünn auf die Hautstellen auf.

Das Öl gilt in der Naturkosmetik als Zusatzmittel, um Alterungsprozessen entgegenzuwirken und ist dabei für alle Hauttypen geeignet, besonders für spröde und zu Entzündung neigende Haut. Auch zur Pflege und **Regeneration der Hände** ist es angezeigt, vor allem in Kombination mit dem wertvollen

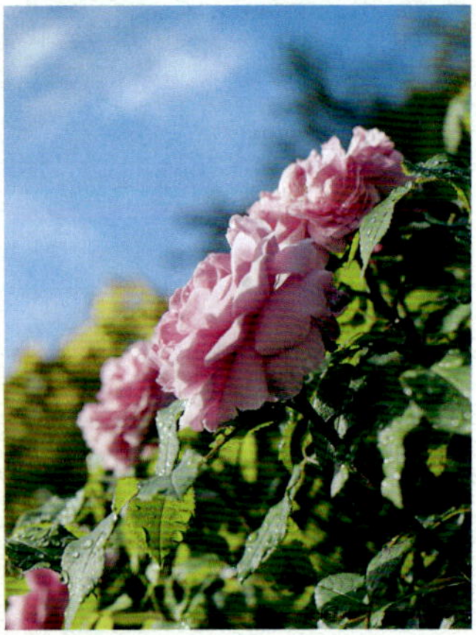

Die Blüten haben eine herzöffnende Ausstrahlung.

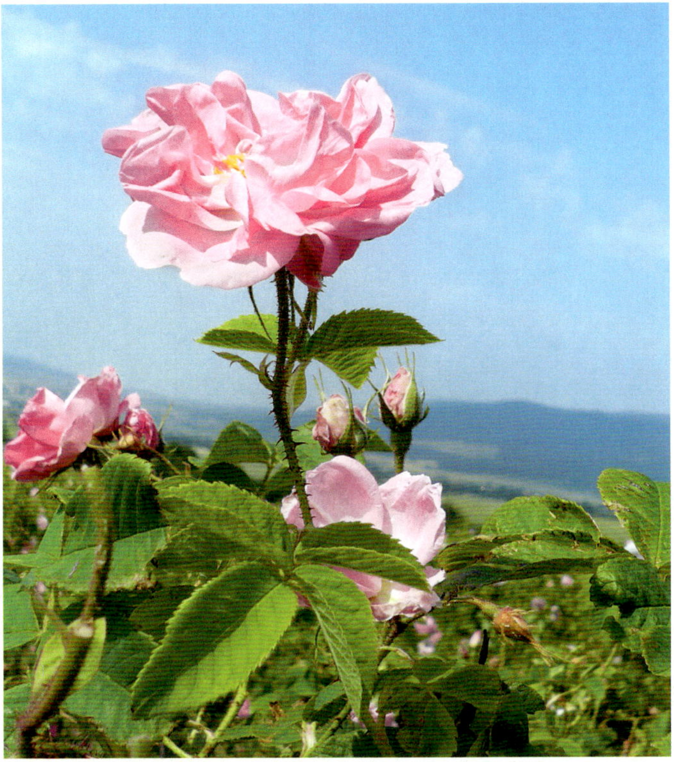

Optimales Öl für die Pflege von Haut und Narben

Hautpflegendes Entspannungsbad

Mischen Sie in einem Glasschälchen 1 EL Sahne mit 8 Tr. Lavendel- und 5 Tr. Rosenöl 2-prozentig und geben Sie alles dem Badewasser zu. Ein solches Bad entspannt Körper, Geist und alle Sinne …

Hagebuttenkernöl. Rose ist außerdem eine balsamische Zutat für harmonisierende Körperöle und Vollbäder.

PERSÖNLICHER HINWEIS

Das Rosenwasser, das bei der Destillation des Öles entsteht, ist ebenso wie das ätherische Öl selbst ein altbewährtes Heil- und Pflegemittel für die Haut. Es hilft bei Juckreiz, nervösen Verspannungen, Gefühlskälte und Kopfschmerzen und ist ein hervorragendes Tonikum für die gereinigte Gesichtshaut. Beim Kauf achten Sie darauf, dass es sich – vor allem für die entzündete Haut – wirklich um natürliches Rosenwasser ohne jeglichen Alkoholzusatz handelt. Handelsübliches Rosenwasser wird meist synthetisch produziert und bei Zubereitung von Marzipan und beim Aromatisieren verschiedener Speisen verwendet. Das natürliche Rosenöl in Bioalkohol ist eine vielfältig einsetzbare und äußerst wertvolle Zutat in der Aromaküche, beispielsweise für feines Gebäck und Nachtische.

Rosmarin

—— ***Rosmarinus officinalis* · *Lamiaceae* · Lippenblütler**

Gewinnung: Wasserdampfdestillation des Krautes
Wirkung: erfrischend, aktivierend
Anwendungsbebiete: Sportlerpflege, Muskelkater, Muskel- und Gelenkbeschwerden, Schmerzen, Krämpfe, Aromaküche

BOTANIK

immergrüner, buschig-verzweigter Halbstrauch aus dem Mittelmeergebiet, etwa ½ m hoch; Blätter dunkelgrün, nadelähnlich, am Rand leicht eingerollt, an der Unterseite weißfilzig behaart; Blüten zart blau, sitzen auf kleinen Stielen in den Blattachseln

WIRKUNG UND ANWENDUNG

Rosmarin zählt zu den ältesten Kult- und Heilpflanzen mit großer symbolischer Bedeutung. Sowohl die alten Griechen als auch die Römer schätzten ihn sehr und verwendeten ihn bei bedeutenden Lebenssituationen wie Hochzeiten und Begräbnissen. Auch die Ägypter verehrten ihn. Sie legten die Zweige in die Gräber der Pharaonen. Der Duft ist würzig-frisch und kampferartig und übt eine anregende Wirkung auf das zentrale Nervensystem aus. Das Öl bietet sich daher in der Raumbeduftung immer dann an, wenn durch geistige Arbeit bedingte Erschöpfungszustände eintreten und die Konzentrationsfähigkeit nachlässt. Es stärkt die Willenskraft und eignet sich als Raumduft sowohl für ein **klares Bewusstsein** als auch unterstützend für kreatives Schaffen. Geben Sie für mehr Frische am Arbeitsplatz 1 Tropfen Rosmarin mit 3 Tropfen Zitrone und 2 Tropfen Grapefruit in ein Duftgerät.

Aktivierendes Massageöl für Sportler

Mischen Sie in einem Glasschälchen 2 EL Arnikaöl mit 3 Tr. Rosmarin und 2 Tr. Grapefruit und massieren Sie diese Mischung gut auf die Muskelbereiche ein, die beim Sport beansprucht werden. Die Zutaten aktivieren und wärmen und helfen dabei, Muskelkater vorzubeugen. Sie können die Mischung vor oder nach dem Sport verwenden.

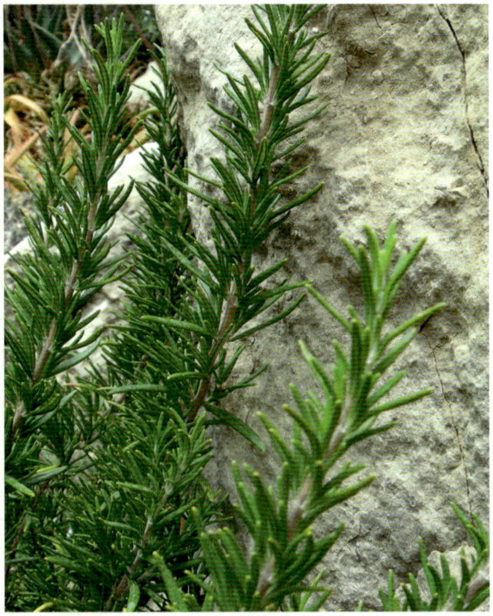

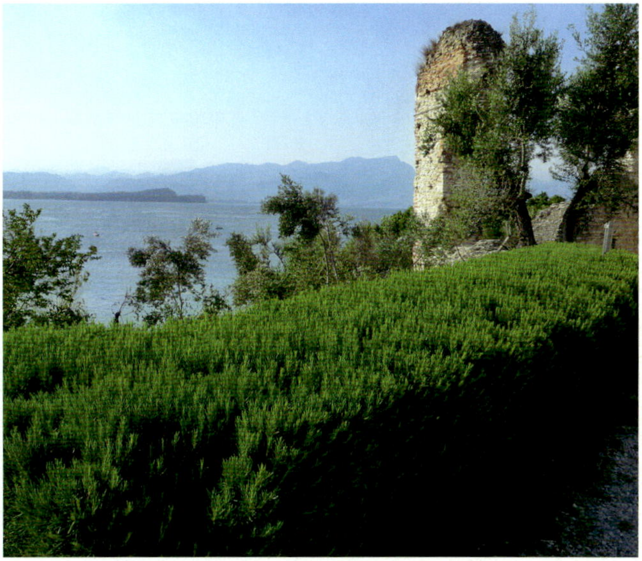

Wertvolles Öl aus dem ganzen Kraut – zur Pflege von Muskeln und Gelenken

Ein Schnuppertuch mit 1 Tropfen belebendem Rosmarin kann bei niedrigem Blutdruck, **Kreislaufschwäche** und Übelkeit Linderung bringen. Durch die stark desinfizierende und krampflösende Eigenschaft ist das Öl ein altbewährtes Mittel bei Erkrankungen der Atemwege wie Erkältung, Bronchitis, Sinusitis oder Grippe. Es eignet sich zur Desinfektion der Raumluft, gerne in Kombination mit frischen Zitrusnoten. Rosmarin wirkt außerdem anregend auf Herz und Kreislauf und wird traditionell in Präparaten für Muskeln und Gelenke verwendet, um zu wärmen und damit die Durchblutung zu fördern. Diese Eigenschaft ist sowohl bei Schmerzen als auch bei Verletzungen wertvoll, gerade für Sportler. Das Öl ist deshalb auch ein hervorragender Zusatz für Bäder und für Körper- und Massageöle. Verdünnt mit Arnika- oder Johanniskrautöl lindert es als wärmendes Einreibemittel **Nervenschmerzen** und rheumatische Beschwerden.

PERSÖNLICHER HINWEIS

Es gibt verschiedene Rosmarinarten, die sich von den Inhaltsstoffen her unterscheiden. In den meisten Fällen wird, wie oben beschrieben, das Rosmarinöl mit dem Chemotyp Cineol angeboten. Beachten Sie: Andere Chemotypen sind nicht so gut verträglich, sollten während der Schwangerschaft nur von erfahrenen Therapeuten eingesetzt werden und eignen sich nicht für Babys und Kleinkinder. Bei Neigung zu Epilepsie sollte Rosmarinöl gemieden werden – außerdem auch bei sehr starkem Bluthochdruck.

Sandelholz

— ***Santalum album* und *S. spicatum* · *Santalaceae* · Sandelholzgewächse**

Gewinnung: Wasserdampfdestillation des Holzes
Wirkung: erwärmend, krampflösend, harmonisierend
Anwendungsbebiete: Meditation, Entspannung, Hautpflege, Juckreiz, Hautentzündung

BOTANIK

immergrüner, ganzjährig blühender Baum, bis zu 10 m hoch; ernährt sich mit den Wurzeln zum Teil von dem Saft anderer Bäume; Blätter wechselständig, sitzend, oval, kräftig grün; hartes Kernholz für Möbel und Räucherwerk ist erst nach etwa 30 Jahren erntereif

WIRKUNG UND ANWENDUNG

Sandelholz zählt zu den äußerst begehrten Handelsgütern. Die Ägypter holten sich das kostbare aromatische Holz bereits um 1700 vor Christus mit Kamelen aus Indien. Das Öl verströmt einen süßlichen, archetypischen Duft, der an märchenhafte Tropenwälder erinnert. Es hat eine harmonisierende und beruhigende Wirkung auf den psychisch-emotionalen Bereich. Das Aroma entfaltet seine ganze Schönheit so langsam wie eine sich öffnende Lotusblüte. Wer den Duft wahrnimmt, wird in seinen unwiderstehlichen Bann gezogen. Bei großer Belastung und blank liegenden Nerven wirkt er besänftigend, reizmindernd und regenerierend. Bei nervösen Verspannungen beruhigt er, bei **Hektik, Stress und Angstgefühlen** gleicht er aus. Geben Sie einen Tropfen an hektischen Tagen in ein Schnuppertaschentuch. So können Sie sich bei Bedarf im Handumdrehen die sanfte Kraft zunutze machen. Bei Gefühlskälte

Raumduft für Entspannung und Meditation

Geben Sie 5 Tr. Sandelholz 8-prozentig, 2 Tr. Grapefruit und 1 Tr. Neroli 2-prozentig in ein Duftgerät, am besten eines mit Wärmequelle. Der Duft erfüllt den Raum mit sanfter Ruhe und hilft dabei, in die eigene Mitte zu kommen und sich zu erholen.

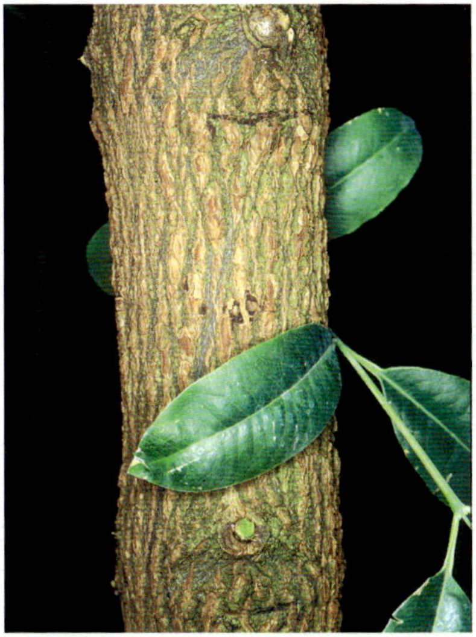

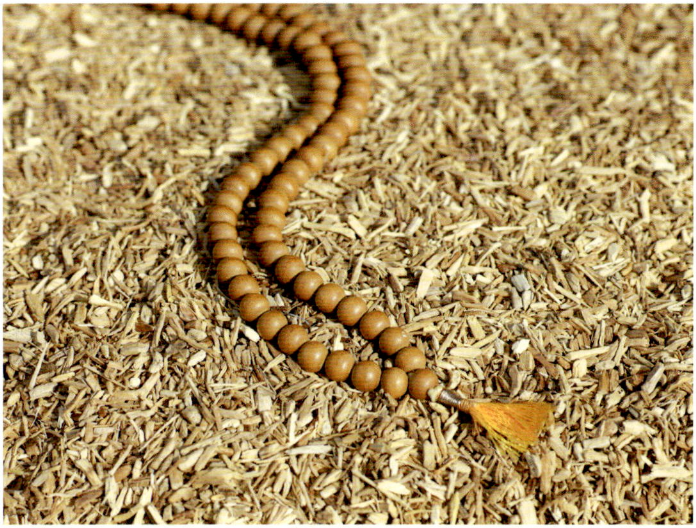

und Lustlosigkeit zeigt das Öl eine aphrodisierende Wirkung, bei einer Meditation oder Kontemplation schenkt es **Ruhe und Konzentration.** Wer mag, kann sich einen Tropfen pur auf den Hals oder die Pulspunkte tupfen, quasi als eine Art therapeutisches Parfüm.

Immergrüner Baum. – Das beruhigende Öl wird aus dem Holz gewonnen, aus dem auch Schmuck hergestellt wird.

Sandelholz gilt aufgrund der antiseptischen und entzündungshemmenden Eigenschaften in Indien als traditionelles ayurvedisches Heilmittel. Bei uns bevorzugen viele aufgrund des günstigeren Preises die Öle von Lavendel und Teebaum. Sandelholz ist allerdings ein ganz besonderes Pflegemittel für die Haut, nicht nur aufgrund der antiseptischen, sondern auch wegen seiner stark hautregenerierenden Eigenschaften. Es lässt sich hervorragend bei Akne, Ekzemen, entzündeter und gereizter Haut einsetzen. Auch bei **Juckreiz**, beispielsweise durch Neurodermitis oder Schuppenflechte ausgelöst, kann Sandelholz Linderung bringen: Geben Sie am besten auf einen Wattebausch etwas Nachtkerzenöl und träufeln Sie dann 2 Tropfen Sandelholz 8-prozentig sowie 1 Tropfen Lavendel darauf. Tupfen Sie damit die betroffenen Stellen ab.

PERSÖNLICHER HINWEIS

Qualitativ gutes Sandelholzöl von *S. album* ist sehr selten geworden. Es wird deshalb meist nur als synthetisches oder gestrecktes Öl angeboten. Eine gute Alternative mit sehr ähnlichen Inhaltsstoffen und Eigenschaften ist das sogenannte australische Sandelholz von *S. spicatum*. Völlig anders wiederum wirkt Amyris, das sogenannte westindische Sandelholz. Achten Sie beim Kauf auf die Bezeichnung auf den Fläschchen.

Teebaum

—— ***Melaleuca alternifolia · Myrtaceae*** **· Myrtengewächse**

Gewinnung: Wasserdampfdestillation der Blätter
Wirkung: erfrischend, reinigend, desinfizierend
Anwendungsbebiete: Erkältung, Herpes, Fußpilz, Akne, Hautunreinheiten, Verletzungen, Wunden

BOTANIK

bis zu 10 m hoher immergrüner Baum; Rinde grau-weißlich, schält sich vom Baum in relativ großen Fetzen ab, die an Papierstücke erinnern; Blätter zart, nadelartig; Blüten radiär, gelblich-weiß; wird für die Beerntung in Reihen angebaut und als Strauch beschnitten

WIRKUNG UND ANWENDUNG

Gerade in der Erkältungszeit können aufgrund der guten antiviralen Eigenschaften wenige Tropfen des Öls vor Ansteckung schützen. In Australien gilt es als Mittel für „jede Gelegenheit". Von den Aborigines wird es schon seit Jahrtausenden eingesetzt. Teebaum wirkt sehr stark gegen Bakterien, Pilze und Viren, weshalb bei fast allen Infektionskrankheiten manchmal sehr überraschende Erfolge erzielt werden. Bei **Akne und unreiner Haut** ist es angeraten, einzelne Pickel mit dem Öl abzutupfen. Am besten ist es, einen Wattebausch mit Wasser zu tränken und darauf 1–2 Tropfen frisches Öl zu geben. Auch Waschungen oder Gesichtskompressen können helfen. Das Öl ist eine Wohltat für die Haut, da nach dem Abtöten von Keimen eine rasche Wundheilung eintritt. Selbst kleinere Verletzungen können mit dem Öl abgetupft werden. Unterstützend wird es auch bei Neurodermitis und anderen chronischen Hautproblemen verwendet – allerdings immer in starker Verdünnung, beispielsweise in Nachtkerzenöl.
Teebaum wirkt auch antiviral und kommt beispielsweise bei Lippenherpes zum Einsatz. Da die Lippenhaut äußerst zart ist, sollte das Öl nicht pur aufgetragen werden, sondern gut verdünnt in fettem Basisöl wie Jojobaöl. Wer häufig an **Herpes** leidet, kann mit etwas Teebaumöl in Basisöl oder als Pflegestift dem Wiederauftreten der Symptome vorbeugen. Traditionell kommt es auch bei Insektenstichen, Schlangen- und Skorpionstichen zum Einsatz. Gut ist es, bei Insektenstichen die Essenz auf einen angefeuchteten Wattebausch zu geben. Das wirkt nicht nur desinfizierend, sondern lindert zugleich auch den Juckreiz. Auch die pure Anwendung von 1–2 Tropfen ist möglich. Warzen

Öl zur Pflege bei Fußpilz

Mischen Sie in einer kleinen Flasche 12 Tr. reines Teebaumöl mit 9 ml Arganöl. Diese Mischung tupfen Sie auf die betroffenen Stellen im Fußbereich auf. Für den Vaginalbereich verwenden Sie bitte höchstens 6 Tr. Teebaum auf die gleiche Menge Basisöl.

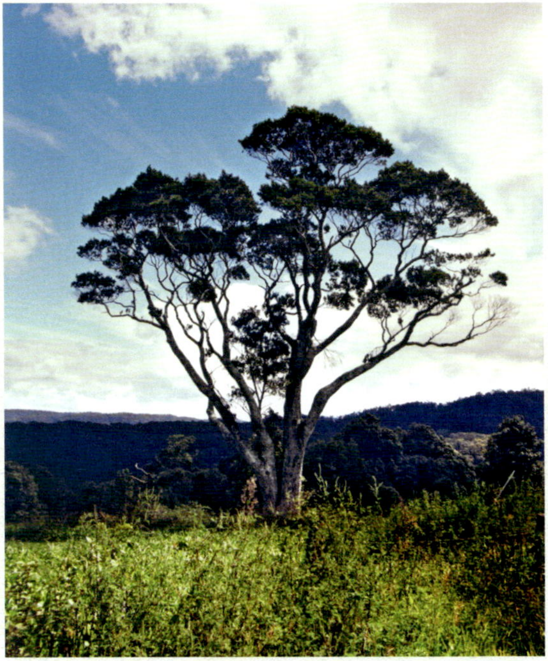

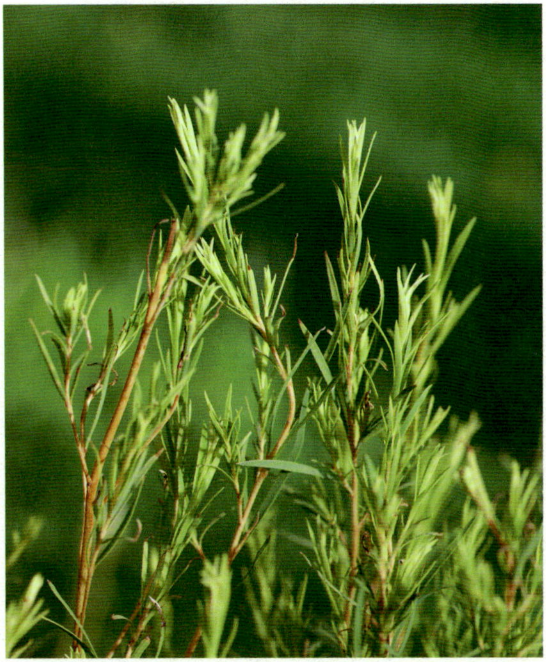

Pflanzenessenz aus den Blättern – hochwirksam gegen Bakterien, Viren und Pilze und dabei sehr hautverträglich

können ebenfalls mehrmals täglich direkt mit Teebaum betupft werden. Wie bei fast allen Naturheilmitteln ist ein Erfolg nur durch die regelmäßige Anwendung über einen längeren Zeitraum (etwa 4–6 Wochen) gewährleistet. Schlussendlich zählt Teebaum auch zu den ätherischen Ölen, die sehr gut wirksam gegen **Pilze,** vor allem *Candida albicans*, sind. Tragen Sie das Öl zur äußerlichen Anwendung immer gut verdünnt auf, am besten auf einem mit fettem Öl getränkten Wattebausch.

PERSÖNLICHER HINWEIS

Da gerade beim Teebaumöl viele minderwertige Öle angeboten werden, sollten Sie in jedem Fall darauf achten, nur 100 % naturreines Öl von einem seriösen Hersteller zu erwerben. In seltenen Fällen kann Teebaum Hautreizungen hervorrufen, meist jedoch rühren diese von unsachgemäßem Gebrauch oder von zu lange gelagertem Öl her. Achten Sie bei der Anwendung auf der Haut darauf, dass Sie immer möglichst frisches Öl verwenden, das noch nicht zu lange geöffnet ist (3–6 Monate). Wissenschaftliche Studien belegen zweifellos die Unbedenklichkeit. Lediglich 0,01 % der Befragten hatten „ungewöhnliche Reaktionen“ in Zusammenhang mit Teebaumöl beobachtet. Das ist eine äußerst niedrige Quote.

Tonka

— *Dipteryx odorata* · *Fabaceae* · **Schmetterlingsblütler**

Gewinnung: Alkoholextraktion aus den Bohnen
Wirkung: wärmend, besänftigend, pflegend
Anwendungsbebiete: Hautpflege, Aromamassage, Schmerzlinderung, Einsamkeit, Aromaküche

BOTANIK

sehr großer tropischer Baum; Blüten violett; Früchte mit je einem Samen, der sogenannten Tonkabohne, die zur Ölgewinnung getrocknet und gebeizt wird

WIRKUNG UND ANWENDUNG

Tonka verströmt einen angenehm warmen Duft mit einem Unterton von Mandel, der in fast jeder Lebenssituation harmonisierend wirkt. Bei Trübsal und Trauer wirkt es lindernd, bei Ängsten und Depressionen aufhellend, bei Überreiztheit und Nervenschwäche wiederum beruhigend und stärkend – ein wundervoll weicher Duft gerade für Menschen, die viel Stress und Unruhe um sich herum haben. Wenn das Aroma im Haus verströmt, ist es, als ob er in eine weiche warme Kuscheldecke hüllt. Tonka schenkt Geborgenheit und Wohlbefinden und hilft, entspannt in den Schlaf zu finden. Es hat ähnliche Eigenschaften wie Vanille und die beiden Öle passen auch sehr gut zusammen. Wer Tonka also nicht mögen sollte, kann alternativ Vanille einsetzen. Für eine **entspannte Atmosphäre am Abend** geben Sie beispielsweise 3 Tropfen Tonka, 5 Tropfen Vanille, 3 Tropfen Mandarine und 2 Tropfen Neroli 2-prozentig in ein Duftgerät.
Das leicht marzipanartige Aroma von Tonka ist zudem euphorisierend und bringt Freude und Heiterkeit in jede Umgebung. So passt das Öl auch gut zu weihnachtlichen Gewürzen wie Zimt und Nelke, ist aber deutlich weicher im Duft. Für einen angenehm **stimulierenden Duft in der Winterzeit** geben Sie 5 Tropfen Tonka, 3 Tropfen Orange und 1 Tropfen Zimt in ein Duftgerät.
Das Öl ist eine ganz besondere Zutat für die Aromaküche. In Bio-Qualität ist es hervorragend geeignet für feines Gebäck und Süßspeisen, denen es eine besondere Note verleiht. Es harmoniert beispielsweise wundervoll in Tiramisu und verleiht allen Speisen mit Mandel einen vollen aromatischen Geschmack. Wo Sie bisher vielleicht Vanille verwendet haben, können Sie problemlos einmal Tonka ausprobieren.

Massageöl zur Entspannung

Geben Sie 2 EL Johanniskrautöl in eine Glasschale und mischen Sie 3 Tr. Tonka, 2 Tr. Orange oder Mandarine sowie 2 Tr. Lavendel dazu. Dieses Massageöl entspannt und lindert auch Schmerzen auf ganz sanfte Art.

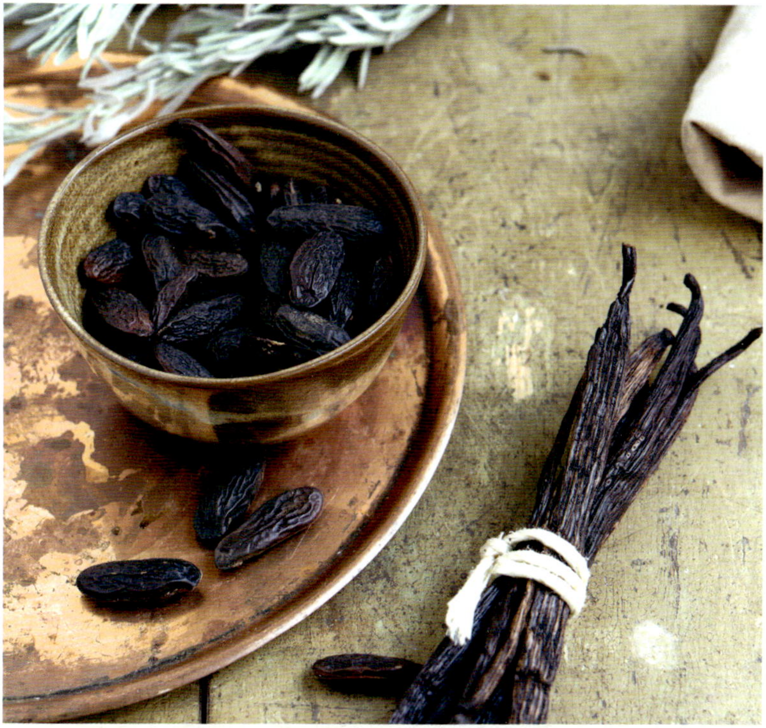

Bei Tonka und Vanille sind die Samen und Schoten begehrt. – Die Vanille wirkt ähnlich wie Tonka und führt in sanfte Entspannung.

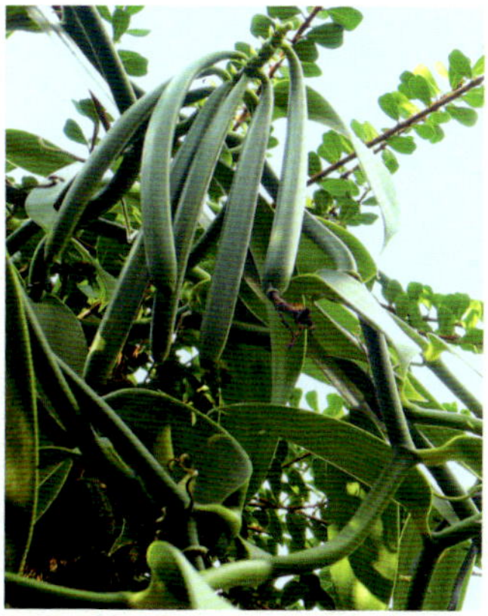

Da das Öl den Lymphfluss anregt, ist es für Massageöle sehr geeignet. Die krampflösende, beruhigende Wirkung hat sich sehr bewährt, vor allem bei Menschen mit immer wiederkehrenden Beschwerden. Tonka wirkt schmerzlindernd und wird deshalb immer häufiger als unterstützende Einreibung für Menschen mit **chronischen Schmerzen** verwendet. Der sanfte Duft passt auch gut in Massageöle zum Harmonisieren und Verwöhnen sowie in aphrodisierende Zubereitungen.

PERSÖNLICHER HINWEIS

Früher wurden kumarinhaltige Gewürze wie Tonka häufig in der Küche eingesetzt. Nachdem nachgewiesen wurde, dass synthetisch hergestelltes Kumarin unter anderem leberschädigend wirken kann, wurden auch ätherische Öle mit natürlich enthaltenem Kumarin in Verruf gebracht. Zu Unrecht, wird es doch seit Jahrtausenden erfolgreich als Heilmittel verwendet, ohne dass von Leberschäden berichtet wurde. Bei Alkoholextrakten aus Tonka spielt allerdings die Qualität des verwendeten Alkohols eine enorm große Rolle: Für die innerliche Einnahme verwenden Sie stets ausschließlich zertifizierte Bio-Öle.

Zirbelkiefer, Zirbe, Arve

— ***Pinus cembra*** · ***Pinaceae*** · **Kieferngewächse**

Gewinnung: Wasserdampfdestillation der Zweige und Nadeln
Wirkung: stärkend, kräftigend, raumluftreinigend
Anwendungsbebiete: Erkältung, Erkrankungen der Atemwege, Verspannungen, Reinigung der Raumluft, Sauna, Schlafprobleme

BOTANIK

bis zu 30 m hoher Baum, der bis 1000 Jahre alt werden kann, wächst aufgrund der extrem kurzen Vegetationsperiode am natürlichen Standort sehr langsam; Nadeln buschig, 5–12 cm lang, dunkelgrün, stehen zu fünft an Kurztrieben, sehr weich und biegsam; Zapfen eiförmig, aufrecht stehend, relativ klein und sehr kompakt, wandeln sich mit zunehmender Reife von Violett nach Braun

Destilliert werden die Zweige und Nadeln – für Kraft, Stärke und einen erholsamen Schlaf

WIRKUNG UND ANWENDUNG

Die lichtliebende Zirbelkiefer, die auch Arve oder Zirbe genannt wird, gedeiht in Höhenlagen bis über 2000 Meter und trotzt dort starkem Wind,

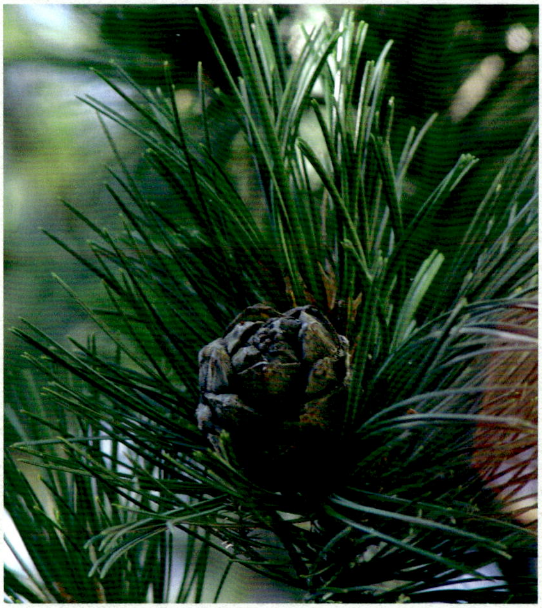

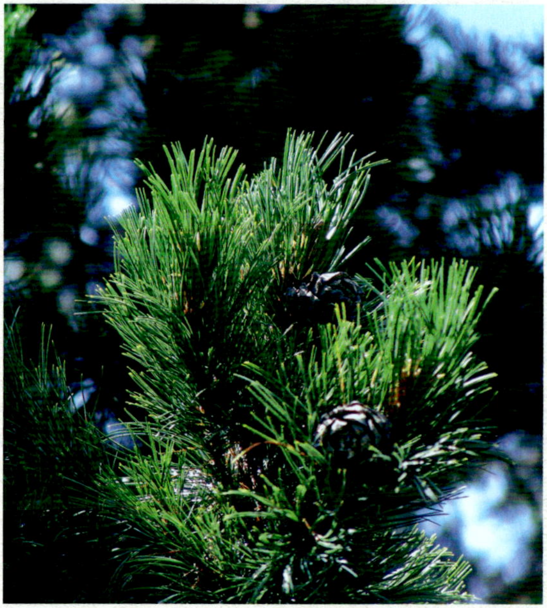

Kälte und Schnee. So trägt das Öl die Kraft und Stabilität eines Gebirgsbaumes in sich und hilft deshalb beispielsweise Menschen mit schwachem Selbstbewusstsein. Es unterstützt auch nach langer Krankheit, wieder in seine Energien zu kommen, baut auf und stärkt bei Schwäche und Orientierungslosigkeit. Es ist auch sehr gut geeignet, um **unangenehme Gerüche** zu neutralisieren. Dazu ist es sinnvoll, es mit Zitrusdüften zu kombinieren: Geben Sie für eine Reinigung der Raumluft 2 Tropfen Zirbelkiefer, 3 Tropfen Zitrone und 3 Tropfen Grapefruit in ein Duftgerät. Zirbelkiefer fördert es auch, sich von negativen Energien abzugrenzen und sich vor zu starker oder negativer Ausstrahlung anderer Menschen zu schützen – eine Eigenschaft, die gerade Therapeuten und Menschen in Pflegeberufen nützlich sein kann. Geben Sie dafür 1 Tropfen Zirbelkiefer und 1 Tropfen Orange auf ein Schnuppertaschentuch und riechen Sie bei Bedarf daran.
Wissenschaftliche Untersuchungen haben ergeben, dass der **Schlaf** in Zimmern mit Zirbenholz besonders erholsam ist: Die Herzfrequenz reduziert sich nicht nur während des Schlafs, sondern sogar noch im folgenden Tagesverlauf deutlich. Eine deutlich preisgünstigere Herangehensweise ist es, einfach das Öl auf ein Schnuppertaschentuch zu träufeln: Geben Sie 1 Tropfen Zirbelkiefer, 1 Tropfen Mandarine und 3 Tropfen Lavendel darauf und legen Sie das Tuch neben das Kopfkissen.
Traditionell kommt Zirbelkiefer bei Erkrankungen der Atemwege zum Einsatz. Das Öl wirkt desinfizierend und schleimlösend und hilft, bei **Husten** und Bronchitis besser durchzuatmen und tief Luft zu holen. In der Sauna oder als Inhalation verstärkt es die Durchblutung in den Atemwegen und trägt damit zur Reinigung bei, auch zur Erholung sowie zur Entgiftung für Menschen, die rauchen. Als Einreibung können Sie das durchblutungsfördernde und schmerzlindernde Öl – in Verdünnung – auf schmerzende und verspannte Muskeln und Gelenke auftragen.

PERSÖNLICHER HINWEIS

Latschenkiefernöl von *P. mugo* wird besonders gerne für Einreibungen von Sportlern eingesetzt, während das Kiefernnadelöl von *P. nigra* vor allem bei Erkältungen hilft. Die stark reinigenden und geruchsbindenden Eigenschaften der Kiefernöle werden allerdings – wie auch die beruhigenden Effekte für einen gesunden und erholsamen Schlaf – bei der Zirbelkiefer *P. cembra* besonders deutlich.

Inhalation in der Erkältungszeit

Geben Sie 2 Tr. Zirbelkiefer und 1 Tr. Ravensara auf 1 EL Kamillenblüten in eine Schale mit heißem Wasser. Inhalieren Sie etwa für 10 Min.

Zitrusdüfte: Zitrone, Orange, Grapefruit, Bergamotte

— *Citrus limonum, C. sinensis, C. paridisi, C. aurantium* var. *amara* · *Rutaceae* · **Rautengewächse**

Gewinnung: Kaltpressung der Fruchtschalen
Wirkung: erfrischend, aufbauend, motivierend
Anwendungsbebiete: Niedergeschlagenheit, Energielosigkeit, Motivationstief, Reinigung der Raumluft, Aromaküche

BOTANIK

immergrüne Bäume; Blüten gestielt, weiß, sitzen einzeln in den Blattachseln oder in Gruppen an den Zweigspitzen; Blätter dunkelgrün, glatt und lanzettförmig; teils kräftige Dornen in den Blattachseln junger Zweige

WIRKUNG UND ANWENDUNG

Zitronenöl besitzt einen äußerst frischen Duft, der eine belebende und aufmunternde Wirkung erzeugt, die besonders bei Schwächezuständen und Niedergeschlagenheit angezeigt ist. Er ist auch für **konzentriertes Arbeiten** am Schreibtisch ideal. Untersuchungen in japanischen Schreibbüros ergaben, dass Sekretärinnen durch die Beduftung der Räume mit Zitronenöl signifikant weniger Fehler machten. Auch zur Reinigung von Räumen ist es sehr gut geeignet, wie mehrere Untersuchungen in Krankenhäusern ergeben haben. Der süß fruchtige Duft von Orange wirkt beruhigend und zugleich belebend. Er trägt die Kraft in sich, Nervosität und Stress die Spannung zu nehmen. Das Öl verbreitet eine erwärmende Atmosphäre, die auch bei Angstgefühlen und Kummer befreiend und erheiternd wirkt. Es wirkt in jeder Lebenssituation ausgleichend und erzeugt, gerade auch mit seinen leicht appetitanregenden Eigenschaften, wieder **Lust aufs Leben.**
Dem Grapefruitöl wird eine stimulierende Wirkung zugeschrieben, die dazu führt, dass das Gehirn Botenstoffe ausschüttet, die die Gefühle beflügeln. Es verströmt einen angenehm frischen und positiven Duft, der bei Niedergeschlagenheit, **Erschöpfung** und Lustlosigkeit aufbauend, bei depressiven, bedrückenden und beklemmenden Gefühlen aufheiternd und euphorisierend wirkt. Die fruchtig-herb duftende Bergamotte zeigt eine ausgesprochen gute Wirkung auf alle Menschen, die depressiv veranlagt sind und unter Angstzuständen leiden. Der erfrischende Duft hat die Kraft, gereizten Situationen die

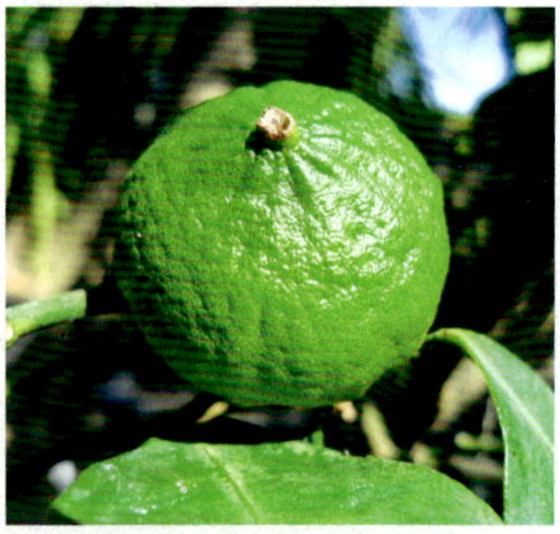

Frucht der Bergamotte: hellt die Stimmung auf

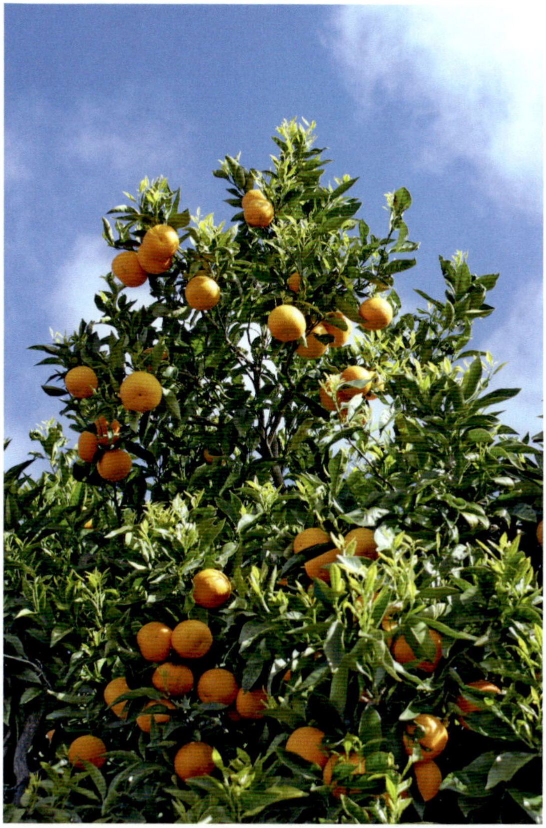

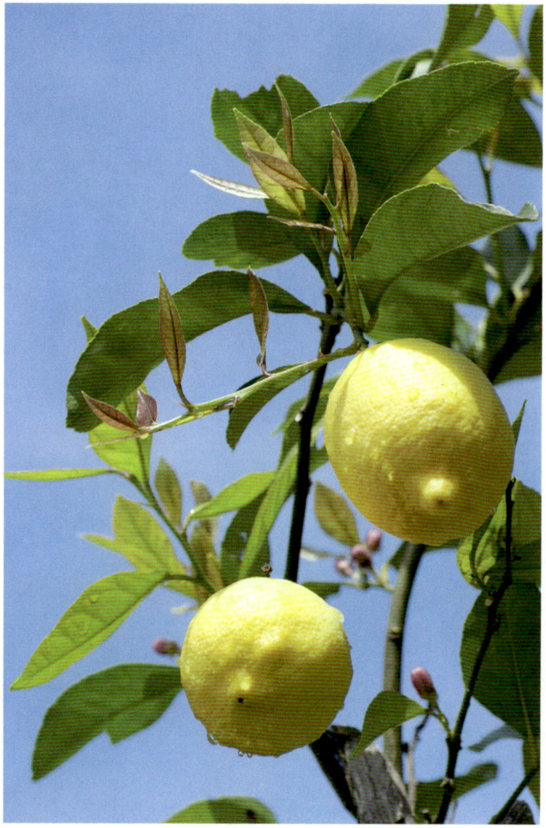

Alle spritzigen Zitrusdüfte, auch Orange und Zitrone, motivieren und verbreiten gute Laune.

Spannung zu nehmen und dafür zu sorgen, dass es leicht fällt, sich zu entspannen und neue Energie zu sammeln. In Phasen von Trauer und Sorgen wirkt Bergamotte aufbauend und stützend. In der kalten Jahreszeit, wenn tagelang kein Sonnenstrahl durch die Wolkendecke dringt, sind die energiegeladenen Zitrusdüfte besonders angesagt, um zu motivieren und **Heiterkeit** zu verbreiten.

PERSÖNLICHER HINWEIS

Zitrusdüfte passen sehr gut zueinander und lassen sich ganz frei mischen. Sie sind die beliebtesten Aromen, wenn es darum geht, einen Raum zu beduften. Gerade die etwas herberen Noten von Limette und Mandarine geben so mancher Mischung das gewisse Etwas. Zitrusöle sollten Sie zur Anwendung auf der Haut immer gut verdünnen. Alle Zitrusdüfte sind sehr beliebt in der Aromaküche, sollten aber immer aus kontrolliert biologischem Anbau stammen.

Raumduft für gute Laune

Geben Sie in ein Duftgerät 1 Tr. Bergamotte, 4 Tr. Grapefruit und 5 Tr. Orange. Genießen Sie die Frische dieser spritzigen Komposition.

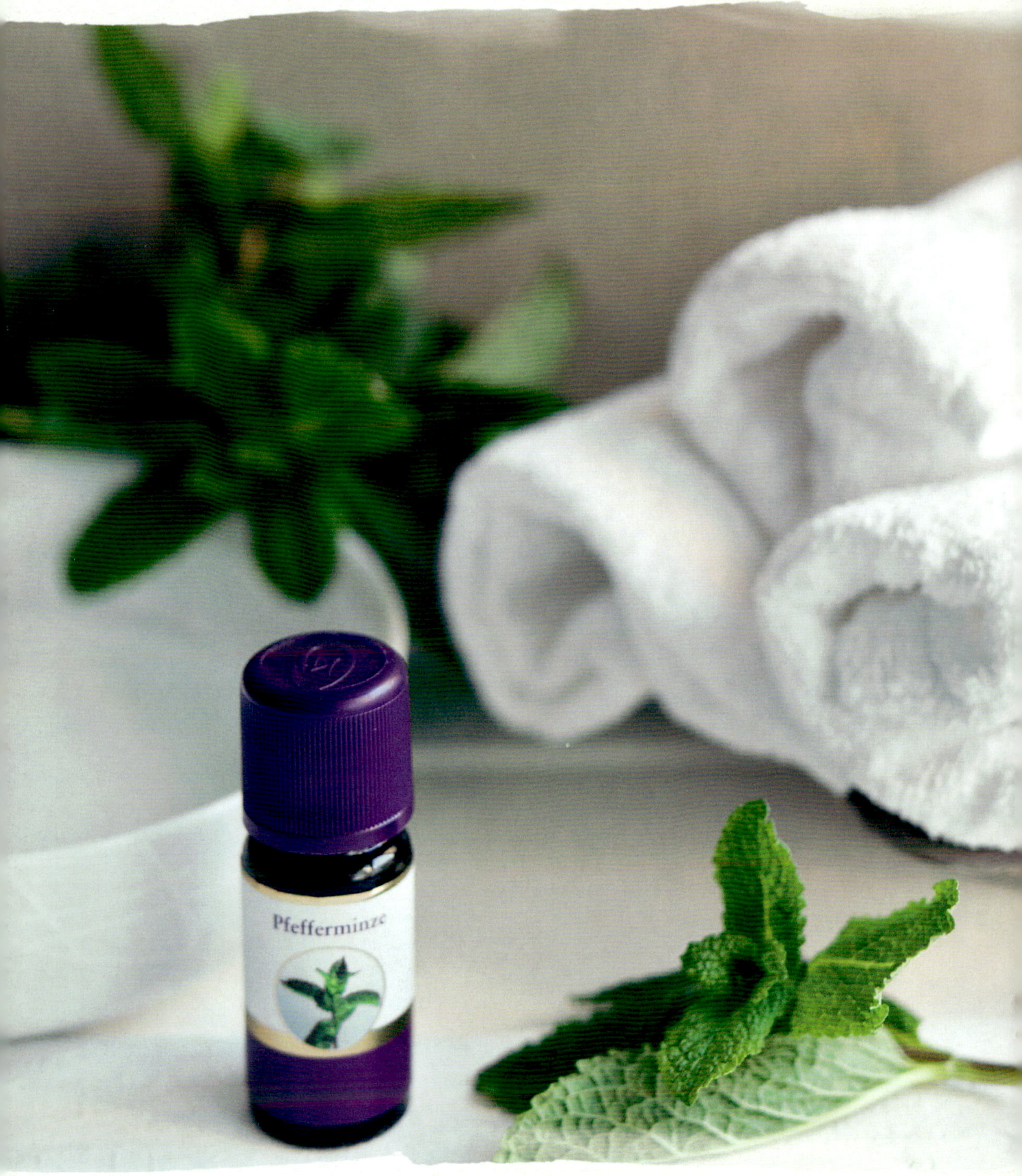
Pfefferminze

Naturdüfte für Körper, Geist und Seele

Ätherische Öle eignen sich gut zur Beduftung von Räumen, doch sie können viel mehr. Mit einem individuell ausgewählten Sortiment an Ölen können Sie auf wohltuend stimulierende Art Haut und Sinne verwöhnen. Empfehlenswert ist, sich eine kleine Hausapotheke anzulegen, in der ausgewählte Öle aufgrund ihrer vielfältigen Eigenschaften ein großes Spektrum möglicher Beschwerden im Alltag oder auf Reisen abdecken. Darüber hinaus helfen die Öle auch als feines Aroma beim Kochen und Backen oder als duftend frische Komponente im Haushalt.

Alle Anwendungen kennen

— Für Zuhause, das Büro und auf Reisen

DIE HAUT MIT EINER ÖLMISCHUNG VERWÖHNEN

Basisöle sind alle fetten Öle, die sich durch Pressung aus ölhaltigen Früchten und Samen gewinnen lassen. Sie werden gerne unter Hitzeeinwirkung intensiv gepresst. Dabei gehen aber viele wertvolle Bestandteile wie Vitamine oder ungesättigte Fettsäuren verloren. Besser ist es deshalb, möglichst schonend kalt gepresste Öle, sogenannte native Öle zu verwenden. Beliebte Öle zur Pflege der Haut sind – mit Ausnahme der Mazerate von Johanniskraut und Arnika, die auf den Seiten 60 und 62 beschrieben werden – die Folgenden:

Arganöl ist eine Kostbarkeit aus Marokko, die in den letzten Jahren bei uns immer bekannter wurde. Durch ihren hohen Gehalt an ungesättigten Fettsäuren und natürlichen Antioxidantien pflegt es die Haut optimal. Es schützt auch vor schädlichen Umwelteinflüssen. Neben seinen herausragend aufbauenden Eigenschaften für die Haut ist es als nussig schmeckendes Öl auch für die exquisite Küche etwas ganz Besonderes. In Form einer Ölkur von einem Teelöffel, zweimal am Tag innerlich eingenommen, hilft es auch, den Cholesterinspiegel zu regulieren.

Hagebuttenkernöl wird aus den Kernen der Hagebutten – den roten Früchten von Rosen – gepresst. Es beugt der Alterung der Haut vor. Zur Pflege empfindlicher Gesichtshaut oder für eine Gesichtsmassage ist es sehr geeignet. Das Öl wird auch als *Rosa Mosqueta* oder *Moschusrosenöl* bezeichnet, wenngleich es als Öl selbst praktisch nicht duftet. Unter dem Namen *Wildrosenöl* wird meist eine Kombination von Hagebuttenkernöl und einer blumigen, natürlichen Duftkomponente mit Rosenöl angeboten.

Mandelöl zählt zu den klassischen Basisölen. Bereits in der Antike kam es für die Schönheitspflege zum Einsatz. Es macht die Haut geschmeidig, hält sie jung und eignet sich für alle Hauttypen. Mandelöl baut trockene und rissige Haut wieder auf und ist die beste Grundlage für ein Massageöl. **Jojobaöl** ist ebenfalls ein sehr neutrales Basisöl und deshalb für die Aromamassage ausgezeichnet geeignet.

Hochwertiges **Nachtkerzenöl** ist aufgrund der γ-Linolensäure die Empfehlung für Menschen mit empfindlicher Haut, die zu Reizungen und allergischen Erscheinungen neigt. So ist es auch für die ausgleichende Pflege von Akne und anderen hormonbedingten Problemen angesagt. Kalt gepresstes

Eine Mischung von Basisöl plus ätherischem Öl herstellen

Gießen Sie 2 EL Basisöl in eine leere Glasschale und geben Sie etwa 5 Tr. der gewünschten Essenz dazu. Vermischen Sie alles ausgiebig. Eine gut verträgliche Dosierung beinhaltet etwa 2 % ätherisches Öl. Da 1 ml Öl etwa 25 Tr. enthält, dosieren Sie diese in 50 ml Basisöl. Eine Vorratsmischung sollten Sie in Braunglasflaschen abfüllen, die es beispielsweise in Apotheken zu kaufen gibt.

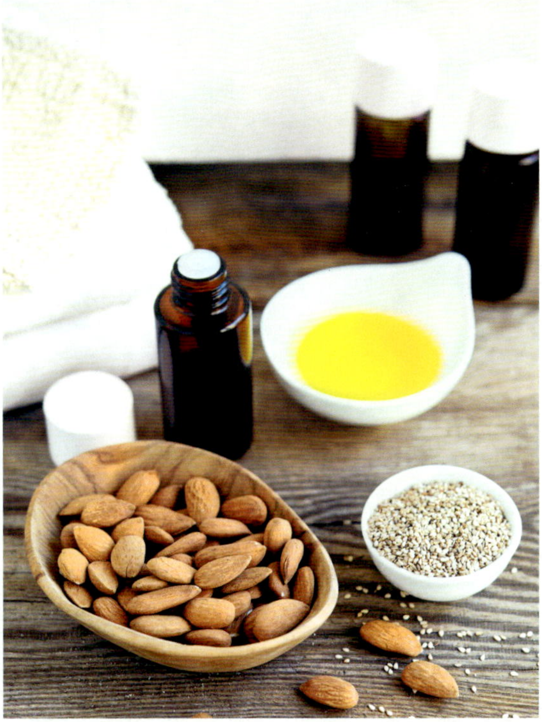

Sesamöl wiederum ist der beliebte Klassiker aus dem Ayurveda. Das Öl wird sowohl für die Hautpflege als auch für Massagen verwendet. Es zieht hervorragend in die Haut ein und macht sie glatt und geschmeidig. Sanft angewärmt ist es eine Wohltat.

Für die Anwendung ätherischer Öle auf der Haut verdünnen Sie sie in pflegenden Basisölen.

Mineralöle oder Paraffinöle werden nicht aus Pflanzen, sondern aus Erdöl gewonnen. Sie fühlen sich zwar ölig und pflegend an, eignen sich aber in keinster Weise für die Aromamassage, sind sie doch körperfremd und ziehen so auch nicht gut in die Haut ein. Sie bleiben vielmehr auf der Hautoberfläche stehen und behindern auf diese Weise sogar die Atmung der Haut sowie den Austausch von Feuchtigkeit. Die Gefahr von Unverträglichkeiten erhöht sich sogar, wenn Sie paraffinhaltige Grundlagen mit ätherischen Ölen mischen – ganz im Gegensatz zu den natürlichen Basisölen. Nur diese nehmen die ätherischen Öle optimal auf und ergänzen ihre Wirkungen und Eigenschaften in bestmöglicher Art und Weise.

Die entspannenden Eigenschaften einiger ätherischer Öle können das Wohlbefinden erhöhen und eine natürliche Ausstrahlung unterstützen. Viele Öle, vor allem die kostbaren Essenzen aus Blüten, besitzen dagegen eher pflegende

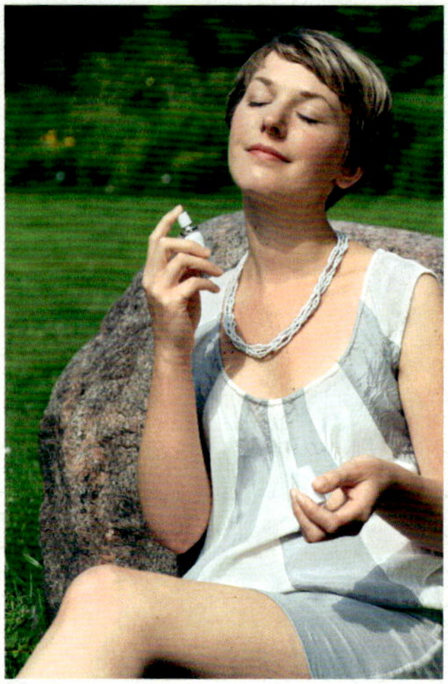

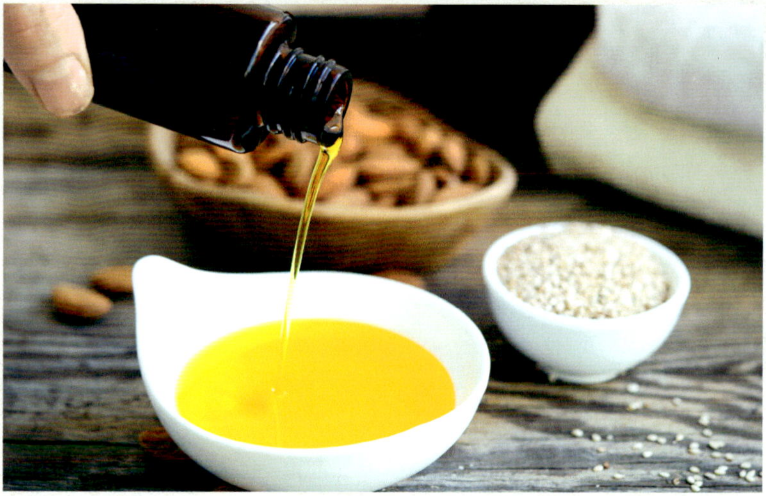

Erst die richtige Dosierung macht Naturparfüms und wohltuende Massageöle zu einem Genuss für Haut und Seele.

Eigenschaften. Sie sorgen neben einem angenehmen Duft beispielsweise dafür, dass die Haut langsamer altert, sich Falten mildern und sich trockene wie fettige Haut ausgleicht. Sie sind also natürlicher Duftstoff und Wirkstoff zugleich! Rose beispielsweise pflegt die trockene, empfindliche Haut und beugt gegen Hautalterung vor, Neroli glättet Falten, Lavendel beruhigt gereizte und empfindliche Haut und Teebaum lindert unreine Haut.
Einige ätherische Öle wie Orange oder Zitrone sollten Sie auf der Haut nur sehr gering dosieren, das heißt 1-prozentig. Ausgesprochen hautpflegende Öle wie Lavendel, Teebaum oder Rose können Sie höher dosieren: 3-prozentig. Je mehr Massageöl Sie für eine Anwendung benötigen, desto niedriger sollte es dosiert sein – am geringsten also beispielsweise für eine Ganzkörpermassage.

Den Armbeugetest durchführen

Um herauszufinden, ob Sie ein bestimmtes Öl auf der Haut gut vertragen, können Sie wenige Tropfen des fertig zubereiteten Massageöls auf der Innenseite der Armbeuge auftragen und sanft einreiben. Wenn nach 2–4 Stunden keinerlei Reaktion wie Rötung oder Juckreiz erfolgt, können Sie davon ausgehen, dass Sie das Öl gut vertragen. Mischen Sie hierfür 1–2 Tr. ätherisches Öl in einem TL Basisöl.

KOMPRESSEN UND PARFÜMS FÜR DIE TÄGLICHE PFLEGE

Für kosmetische Zwecke können Sie sich eine **Gesichtskompresse** machen, am besten mit entspannenden und pflegenden Ölen wie Lavendel, Neroli oder Sandelholz. Füllen Sie dafür warmes Wasser in eine Schale und geben Sie 1–3 Tropfen Öl hinzu. Tauchen Sie dann ein kleines Handtuch ein und bewegen Sie es gut im Wasser hin und her, so dass sich das Öl verteilt. Wringen Sie es danach gut aus. Jetzt können Sie das Handtuch auf das Gesicht legen und einige Minuten wirken lassen. Bei dieser Form der Anwendung gilt: Heiße Kompressen erhöhen die Stoffwechselaktivität und erwärmen und erweichen die Haut. Warme Kompressen dagegen sind milder und für empfindliche Haut besser geeignet.

Zu einer natürlichen Hautpflege gehört auch ein naturreines Parfüm. Sie können Ihr ganz persönliches **Naturparfüm** ganz einfach herstellen: Sie wählen dafür passende ätherische Öle aus und mischen diese zu einem Anteil von bis zu maximal 20 Prozent in eine Basisgrundlage wie Jojobaöl oder reinen Alkohol. Diese Mischung tupfen Sie auf oder Sie sprühen sie mit einem Zerstäuber fein auf.

Kompresse zur Entspannung

Nehmen Sie 2 Tr. Neroli 2-prozentig sowie 1 Tr. Lavendel. Die Mischung pflegt und beruhigt zugleich.

RÄUME GANZ NATÜRLICH BEDUFTEN

Die meisten kennen die **Duftlampe**. Hier träufeln Sie die ätherischen Öle in eine Schale mit Wasser, unter der sich eine Wärmequelle wie beispielsweise ein Teelicht befindet. Die Hitze erwärmt die Schale mit der Wasser-Öl-Mischung, so dass sich das Öl mit dem Wasserdampf in die Luft verflüchtigt. Der jeweilige Duft erfüllt den Raum. Problematisch ist, dass die Öle durch zu viel Wärme Schaden nehmen können – vor allem, wenn die Duftlampe eine zu kleine Schale hat. Als Regel gilt: Wenn das Wasser bei Gebrauch in der Duftlampe sehr heiß wird und Blasen wirft, ist die Schale zu klein. Achten Sie beim Gebrauch einer Duftlampe immer darauf, sie für eine optimale Duftentfaltung regelmäßig zu reinigen. Gießen Sie außerdem niemals kaltes Wasser in eine heiße Schale. Sie könnte sonst zerspringen. Sehr empfehlenswert sind so genannte **Thermoduftsteine**: Hier verhindert ein eingebautes Thermostat, dass das Öl zu heiß wird.

Die praktischsten Geräte für die Raumbeduftung sind Geräte, bei denen das Öl auf Pads geträufelt wird. Eingebaute **Ventilatoren** wirbeln den Duft dann in die Luft. Ein Wechsel von Ölen ist kein Problem, da verschiedene Düfte auf verschiedene Pads aufgeträufelt werden können. Es wird also einfach das Pad

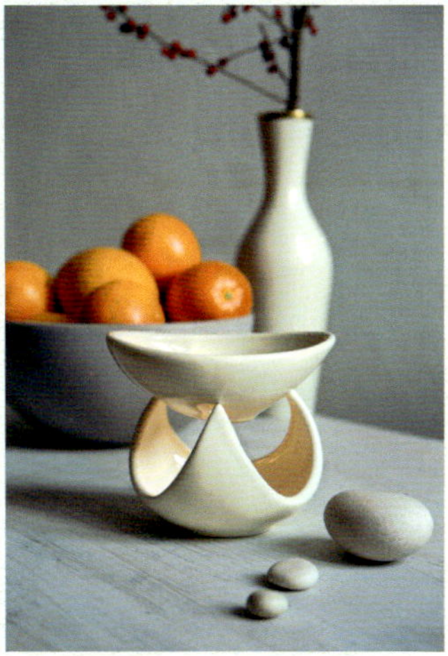

Gute Duftlampen werden nicht zu heiß.

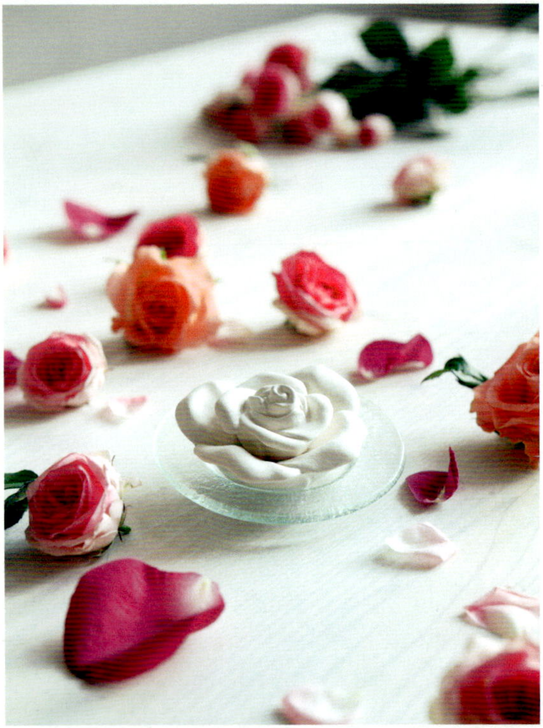
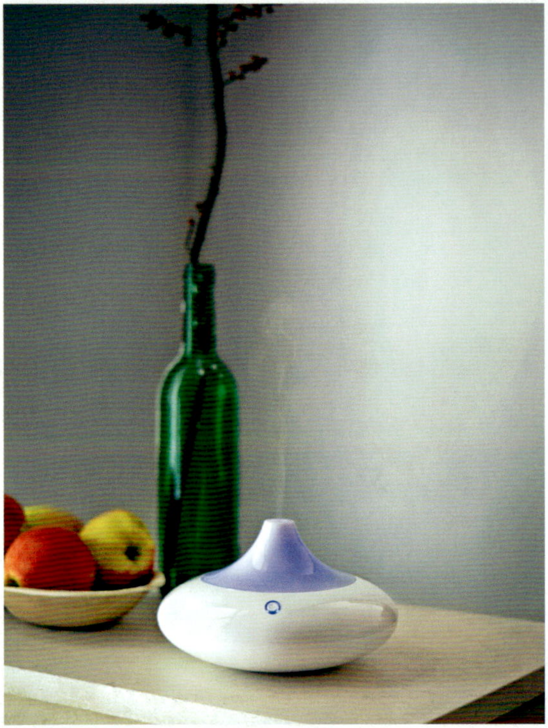

Dekorative Duftsteine und moderne Duftvernebler bringen die Naturdüfte schonend in die Luft.

gegen ein anderes ausgetauscht. Äußerst bequem ist auch, dass eine Reinigung nicht nötig ist. Aus diesem Grund sind solche Geräte gerade beim Einsatz am Arbeitsplatz, im Büro und in Krankenzimmern sehr beliebt.

Ein ganz natürlicher Vorgang ist die **Diffusion**, das selbstständige Verteilen eines Öles in der Luft. Wenn Sie eine Flasche mit Aromaölen geöffnet stehen lassen, verdunstet das Öl von alleine im Raum. Um diesen Effekt zu verstärken, können Sie dünne Holzstäbchen in die Flasche stellen. Sie saugen das Öl ein und geben den Duft dann über die Oberfläche des Holzes an den Raum ab. Es gibt viele fertige Angebote solcher Duftflaschen im Handel. Doch ist hier äußerste Vorsicht geboten, da die meisten mit synthetischen Düften gefüllt sind – auch wenn auf dem Etikett oft etwas anderes vorgetäuscht wird. Achten Sie unbedingt auf zu 100 Prozent naturreine ätherische Öle.

So genannte **Duftvernebler** erobern immer mehr Wohn- und Arbeitsräume. Sie verdampfen das Wasser durch Ultraschall und zerstäuben dadurch auch die ätherischen Öle sehr fein und gleichmäßig. Gleichzeitig wird die Luft befeuchtet, je nach Modell mehr oder weniger stark. Durch Beleuchtung und

Farbspiele in Regenbogenfarben schaffen solche Vernebler eine Art Oase und laden umso mehr zum Entspannen ein.
Auch einen **Duftbrunnen** können Sie für die Raumbeduftung verwenden. Hier wird das Öl direkt ins Wasser geträufelt und verteilt sich über die Bewegung im Raum. Achten Sie aber darauf, dass diese für einen solchen Gebrauch ausgewiesen sind. Schließlich gibt es noch **Duftsteine**. Sie sind aus porösem Ton gefertigt, der das Öl, das Sie darauf träufeln, gut aufsaugt und dann über einen längeren Zeitraum wieder abgibt. Diese Steine sind gut geeignet, um einen kleinen Umkreis zu beduften, beispielsweise um den Schreib- oder Nachttisch herum. Ein Trick ist, den beträufelten Stein auf die Heizung zu legen. Dann verbreitet sich der Duft etwas stärker.
Was die **Dosierung** betrifft, so verwenden Sie 8–15 Tropfen ätherisches Öl, um einen Raum mit etwa 20 Quadratmeter Größe zu beduften – bei kleineren oder größeren Räumen entsprechend weniger oder mehr. Es spielt keine Rolle, ob Sie einen oder mehrere Düfte verwenden oder eine bereits fertige Duftkomposition. Entscheidend ist, dass Sie die Gesamtmenge nicht überschreiten. Da nicht jeder Duft gleich stark ist, nehmen Sie intensive Düfte wie Zirbelkiefer oder Nelke stets nur tropfenweise. Die allseits beliebten Zitrusdüfte dagegen können Sie üppiger einsetzen. Probieren Sie es aus.
Grundsätzlich sollten Sie eher mit weniger Tropfen arbeiten und sich einer Ihnen persönlich als angenehm empfundenen Menge nähern. Es muss nicht gleich so stark riechen wie bei einem Saunaaufguss! Dosieren Sie lieber zunächst vorsichtig. Achten Sie auch darauf, dass eine zu große Menge Öl Befindlichkeiten wie Kopfweh oder Übelkeit auslösen kann – und auch darauf, welcher Duft bei den Mitmenschen im Raum vielleicht als unangenehm empfunden werden könnte.

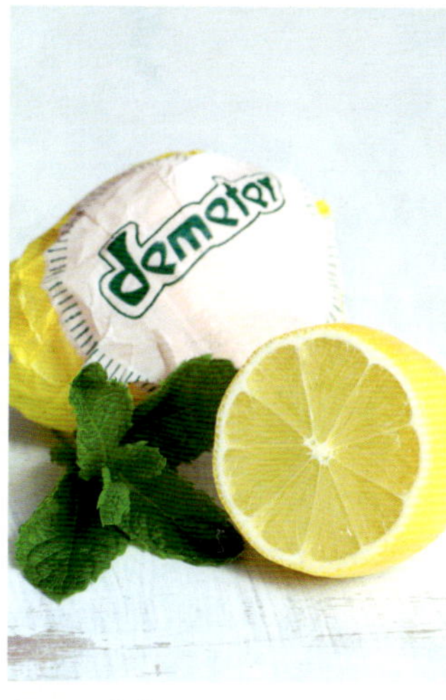

Der Duft der Zitrone macht wach und klar.

KONZENTRATION UND MOTIVATION DURCH BELEBENDE ZITRUSDÜFTE

Die ätherischen Öle der Zitrusfrüchte werden traditionell durch Kaltpressung aus den Schalen gewonnen. Sie sind nicht nur wegen ihres frischen, spritzigen Dufts bei jedermann beliebt, sondern sind auch echte Energiepakete: Die Früchte haben die Kraft der Sonne gespeichert. Je nach Sorte duften die Aromen mehr frisch-lebendig, warm-süß oder etwas herb. Der spritzigste Duft ist der der **Zitrone**. Sie macht Sie fit für Schule und Büro und ist besonders geeignet, um das Lernen zu unterstützen. Der Duft wurde bereits mehr-

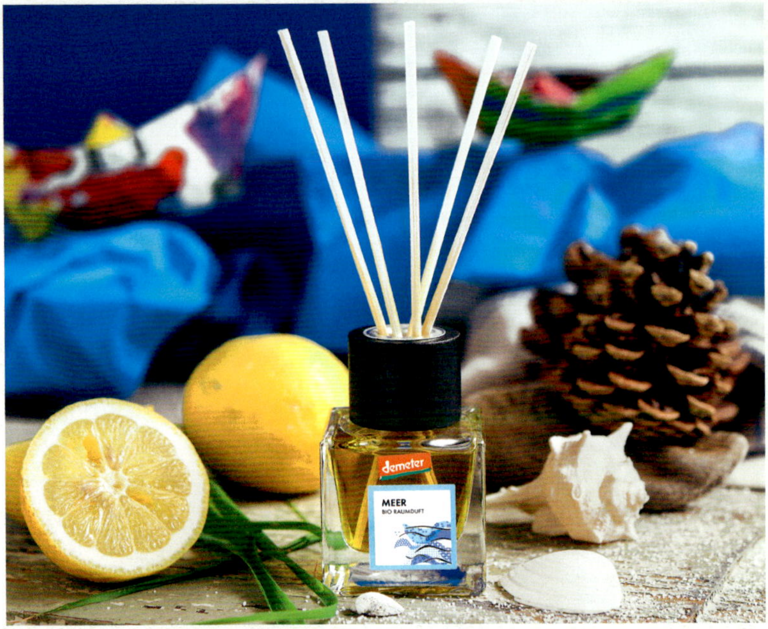

Frische Zitrusdüfte beleben und helfen beim Lernen und bei der Konzentration.

fach auf seine Wirksamkeit hin getestet: bei Sekretärinnen wie auch bei Schülern innerhalb des Projekts *Dufte Schule.* Über 1000 Schüler nahmen daran teil. Ergebnis der wissenschaftlichen Studie: Die Schüler konnten sich besser konzentrieren und hatten eine höhere Motivation. Allerdings ging es im Projekt nicht um reinen Zitronenduft, sondern um die Kombination mit weiteren Zitrusdüften und etwas Lavendel. Sie war darauf ausgerichtet, die Konzentration zu fördern, nervöse Schüler zu beruhigen und die Stimmung im Klassenzimmer zu harmonisieren. Eine solche Mischung eignet sich überall dort, wo Arbeitspensum und Anforderungen hoch sind.

In einem anderen Projekt konnten Wissenschaftler zeigen, dass sich bei einem bestimmten Duft gelernte Inhalte am nächsten Tag besser abrufen lassen, wenn dann wieder der gleiche Duft im Zimmer war. Es ist also durchaus sinnvoll, beim Lernen einen bestimmten Duft zu verwenden und ihn am nächsten Tag – oder wann immer das Gelernte abgerufen werden soll – den gleichen Duft zu riechen, beispielsweise über ein Schnuppertaschentuch.

Orange ist der perfekte Begleiter in stressigen, hektischen Situationen. Sie entspannt und gleicht aus, vertreibt Stress und Kummer und hebt die Stimmung. Orange ist auch ein richtiges Gute-Laune-Öl, das aufbaut und motiviert. Um eine gute Arbeitsleistung zu erreichen, ist vor allem die Motivation ein ganz wichtiger Faktor – den die Orange hervorlockt.

Zitrusfrische für die Duftlampe

- **für eine belebende Brise im Zimmer:** 9 Tr. Zitrone und 1 Tr. Pfefferminze oder Rosmarin
- **für Motivation und Konzentration:** 3 Tr. Zitrone, 1 Tr. Limette, 1 Tr. Mandarine und 5 Tr. Orange

Mandarine lässt Trübsinn und Lustlosigkeit keine Chance – sie heitert auf und macht wieder fit. Das Öl ist vor allem für schöpferische Arbeit geeignet. Beim künstlerischen Schaffen sorgt es für mehr Aufmerksamkeit. **Grapefruit** verströmt in der Duftlampe einen angenehm frischen Duft, der aufbaut und stimuliert. Es ist der Zitrusduft, der am meisten eine angenehm euphorische Stimmung fördert und deshalb gerade an grauen Tagen das Leben leichter empfinden lässt. Auch **Bergamotte** ist ein helfender Duft bei einer niedergedrückten Stimmung. Das Öl unterstützt, in Phasen von Trauer und Niedergeschlagenheit wieder auf die Beine zu kommen. Zitronige Düfte wie **Lemongras, Limette** oder **Litsea cubeba** regen ebenso an, erfrischen und beleben.

BLÜTENDÜFTE FÜR HARMONIE, LIEBE UND EROTIK

Der Duft von Blüten ist immer etwas ganz Besonderes. Blütendüfte sprechen die Gefühle direkt an. Sie verschönern und bereichern auf diese Weise viele Situationen des Alltages. Sie beflügeln die Sinne und entspannen bei Überreizung und Stress. Ihre oft sehr aufwändige Gewinnung macht sie zu den teuersten, wenn auch edelsten Düften, die es gibt.

Neroli hilft, alle Sorgen zu vergessen und schenkt Gelassenheit. **Jasmin** wirkt nicht nur entspannend und ausgleichend, sondern ist auch für sinnliche Stunden zu zweit die richtige Wahl. Die kostbare **Rose** verströmt Freude pur und öffnet den Blick für die schönen Seiten des Lebens. Mit Basisölen wie Jojoba- oder Mandelöl vermischt, sind Blütendüfte natürlich auch für die Pflege der Haut bestens geeignet.

Gerade die Blüten und damit auch die aus ihnen gewonnen Öle spielen seit jeher eine große Rolle, wenn es um die Anziehungskraft zwischen Frauen und Männern geht. Die in diesem Thema sehr bewanderte Pharaonin Kleopatra verführte den Römer Marc Anton mit dem Duft von Rose und Jasmin. Auch

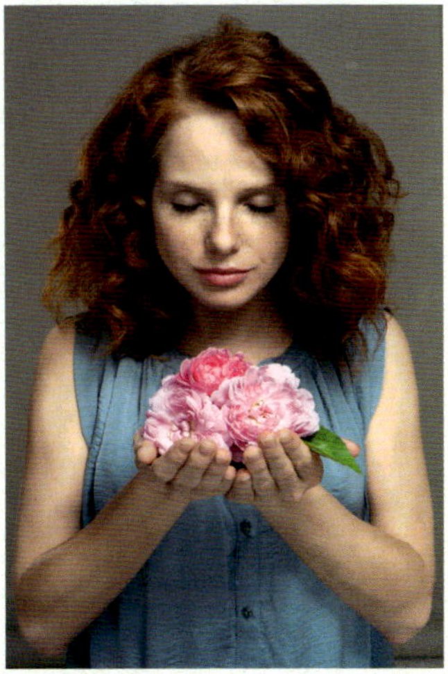

Blütendüfte verströmen Harmonie.

Stimulierende Düfte ausprobieren

- **Raumduft *Harmonie*:** 3 Tr. Orange, 3 Tr. Neroli 2-prozentig und 3 Tr. Vanille oder Tonka
- **Raumduft *Venus*:** 3 Tr. Grapefruit, 1 Tr. Jasmin 2-prozentig und 3 Tr. Sandelholz 8-prozentig
- **Aromabad *Kleopatra*:** 2 EL Neutral-Ölbad, Sahne oder Honig, dazu 2 Tr. Orange, 3 Tr. Rose 2-prozentig, 1 Tr. Jasmin 2-prozentig, 5 Tr. Sandelholz 8-prozentig und 3 Tr. Vanille

dem „Vater der Psychoanalyse", Sigmund Freud, war klar, dass es einen engen Zusammenhang zwischen Geruchssinn und Anziehung bzw. Sexualität gibt. Die Naturwissenschaftler sprechen heute von Sexuallockstoffen, die Geruchsbotschaften verbreiten. Wir nehmen diese allerdings gar nicht bewusst wahr, sondern kommen hier über das Unterbewusste mit Menschen in eine Verbindung. Aromen sind ein mächtiger Ausdruck des Zaubers, der im Zwischenmenschlichen webt. Sie können im Sinne eines natürlichen Parfums einerseits den eigenen Körpergeruch überlagern und sind andererseits – gerade bei Menschen, die sehr fein den Duft auswählen, mit dem sie sich umgeben – in der Lage, die eigene Duftbotschaft zu verstärken. Dann sind sie bei erotischen Begegnungen zauberhafte Begleiter.

Düfte aus Blüten schaffen – wie auch die Gewürze Tonka und Vanille – eine stimulierende Raumatmosphäre.

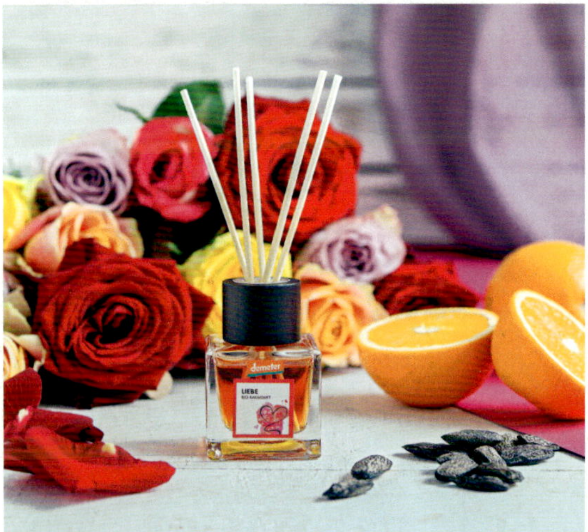

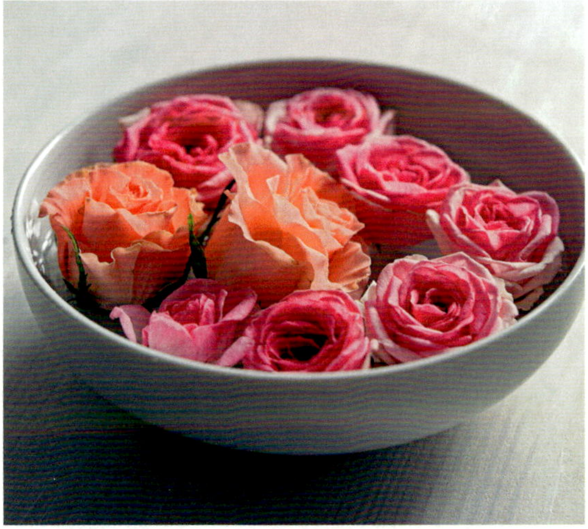

Aphrodisierende Düfte wie **Sandelholz** steigern – je nach Vorliebe – die Lust und die Phantasie. Weiche Düfte wie **Tonka** oder **Vanille** rufen eher ein Wohlgefühl hervor, schenken Geborgenheit und eröffnen dadurch die Bereitschaft zur sexuellen Aktivität. Wissenschaftler konnten zeigen, dass auch bei der Befruchtung der Duft eine große Rolle spielt. Spermien finden beispielsweise die Eizelle durch den maiglöckchenähnlichen Duft, den diese ausströmt. So können auch Blütenessenzen wie Jasmin, Rose oder Neroli durch ihre entspannende Wirkung beitragen, in Stimmung zu kommen.

MIT NATURDÜFTEN GUT IN DIE NACHT KOMMEN

Mit weit über 200 Inhaltsstoffen ist der **Lavendel** so vielseitig einsetzbar wie kaum eine andere Pflanze. Kein Wunder also, dass er bereits seit Jahrhunderten in der Naturheilkunde allseits beliebte Verwendung findet – besonders als Duft zum Einschlafen. Geben Sie das Öl direkt auf Schläfen oder die Pulspunkte oder auch auf das Kopfkissen. Mit dieser Hilfe finden Sie leichter in den Schlaf. Sie können das Öl natürlich auch in die Duftlampe geben oder für ein entspannendes und hautpflegendes Massageöl nehmen. Manche Menschen lieben den etwas herben krautigen Duft ganz pur, andere wiederum ziehen eine Mischung mit etwas Mandarine oder Orange vor.
Für Entspannung und Ruhe sorgen auch die Blütendüfte von **Rose** oder **Neroli**. Sie helfen dabei, die Sorgen des Tages leichter abzulegen. Auch **Vanille**, **Tonka** und **Sandelholz** sind abends gut geeignet, um in die Entschleunigung zu kommen. Sie schenken Geborgenheit und Wohlbefinden und verströmen eine Atmosphäre der Ruhe und Harmonie.

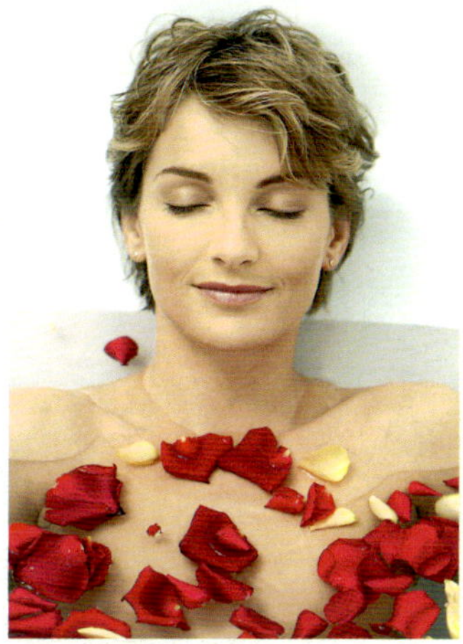

Aromabäder mit Rose dienen der Entspannung.

Entspannt und tief schlafen

- **bei Durchschlafstörungen:** Wenn Sie nachts immer wieder aufwachen, ist es wichtig, dass der Duft länger im Raum bleibt. Das geht am besten mit einem Thermoduftstein. Geben Sie 2 EL Wasser und einige Tropfen Duft in den Stein.
- **Entspannungsbad:** 2 EL Neutral-Ölbad, Sahne oder Honig plus 10 Tr. Lavendel, 3 Tr. Rose 2-prozentig oder Neroli 2-prozentig sowie 3 Tr. Vanille

Benutzen Sie Ihren Lieblingsduft am besten als Schnuppertaschentuch, als Raumspray, als Duft auf dem Kopfkissen oder direkt aufgetragen auf die Haut. Lavendel, Neroli 2-prozentig, Rose 2-prozentig oder auch Sandelholz können Sie tröpfchenweise pur auf die Haut tupfen, während Sie Orange oder Mandarine immer gut mit einem Basisöl verdünnen sollten.

Eine besondere Wohltat sind auch duftende **Aromabäder**. Sie entführen schnell in eine eigene Wohlfühlwelt. Da sich ätherische Öle nicht mit Wasser verbinden, müssen Sie sie immer mithilfe eines Lösungsvermittlers verrühren, bevor Sie sie dem Badewasser zugeben. Am besten geeignet ist eine natürliche, duftfreie Grundlage: ein sogenanntes Neutral-Ölbad oder Basis-Ölbad. Für ein Vollbad geben Sie 12–15 Tropfen der jeweiligen ätherischen Öle auf 1–3 Esslöffel Trägergrundlage wie frische Milch, Sahne oder Honig, oder Sie tropfen diese auf Meersalz. Wichtig ist, dass Sie das Öl gut im Träger verrühren und dass Sie diese Mischung erst dann dem Badewasser zugeben, wenn die Wanne fertig gefüllt ist.

Setzen Sie für ein Bad niemals reizende Öle wie Nelke oder Pfefferminze ein. Im Zweifel testen Sie die Verträglichkeit mit dem Armbeugentest (Seite 50). Zitrus- und Kiefernöle sollten möglichst frisch sein: Dosieren Sie hier niedriger, höchstens mit bis 5 Tropfen pro Bad. Aufgrund der wohltuenden, leicht ermüdenden Wirkung eines Bades ist ein guter Zeitpunkt abends vor dem Schlafengehen. Die Dauer sollte 25 Minuten nicht überschreiten.

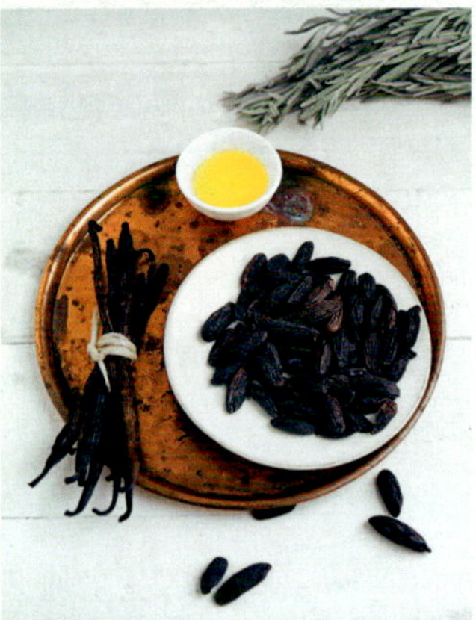

Naturdüfte können effektiv Stress lindern.

DÜFTE UND ÖLE ZUR ENTSPANNUNG UND FÜR EINE MEDITATION

Stress und Überlastung gehören für die meisten Menschen heute zum Alltag. Belastungen bei der Arbeit oder in der Schule, Sorgen und ein Gefühl der Überforderung führen beispielsweise zu Unruhe oder Nervosität. Vielen fällt es schwer, nach der Arbeit abzuschalten und zu entspannen. Naturdüfte können viel dazu beitragen, eine harmonische und von Gelassenheit geprägte Atmosphäre in das Zuhause zu zaubern. Die Kraft der Düfte kann helfen, schneller bei sich selbst anzukommen und in den Entspannungsmodus zu wechseln. Finden Sie für sich heraus, mit welchen Düften Sie sich zu Hause am wohlsten fühlen.

Als Grundnote sind besonders der weiche marzipanartige Duft von **Tonka** geeignet sowie die sanfte Note von **Vanille**. Gerne können Sie einen Tropfen eines für Sie angenehmen Blütenduftes wie Rose oder Neroli zum Harmoni-

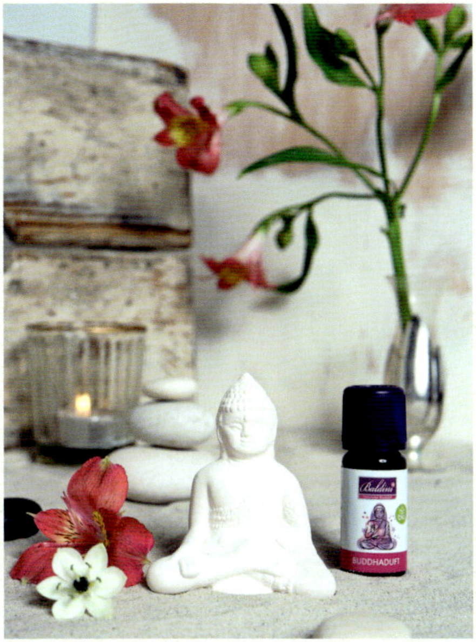

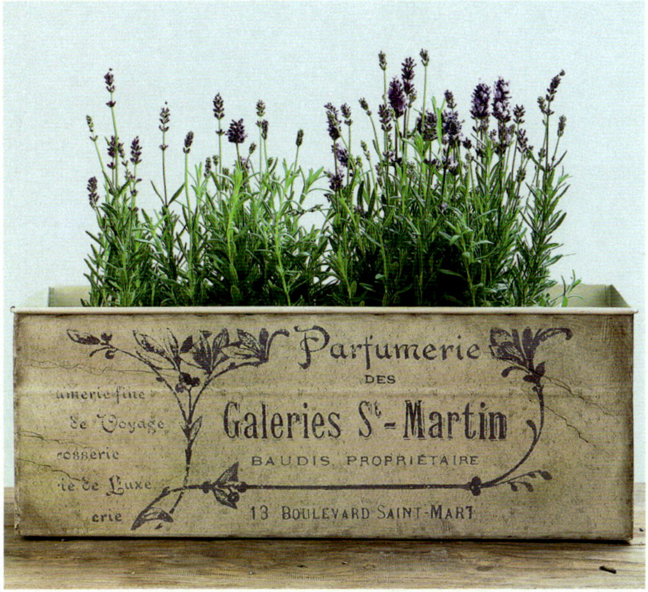

Bei Nervosität und Unruhe sowie zum Entspannen und Einschlafen ist Lavendel der Klassiker.

sieren mit in die Duftlampe geben. Sehr sinnvoll sind außerdem einige Tropfen aus der Palette der **Zitrusdüfte**, vor allem Orange und Mandarine. Sie besitzen eine sanft-aufbauende Energie, die dabei hilft, in die eigene Kraft zu kommen und die Stimmung aufzuheitern.
Viele Menschen suchen auch Hilfe durch Meditation oder körperorientierte Übungen wie Eurythmie, Feldenkrais, Progressiver Muskelentspannung, Yoga oder Tai Chi. Gerade aufgrund des Wechsels zwischen Anspannung und Entspannung, Bewegung und Ruhe bekommen Körper, Seele und Geist Impulse, die Kraft geben und zu mehr Ausgeglichenheit führen. Die warmen Düfte aus

Endlich runterkommen ...

- **Entspannung für den Feierabend:** Träufeln Sie 3 Tr. Orange, 1 Tr. Mandarine, 1 Tr. Neroli 2-prozentig und 4 Tr. Tonka in die Duftlampe.
- **Heiße Hilfe bei Nervosität:** Geben Sie in einen Becher 1 TL Sirup oder Honig und höchstens 1 Tr. ätherisches Öl Ihrer Wahl, beispielsweise Lavendel oder Vanille. Gießen Sie dann mit heißem Wasser, Rotbuschtee, Milch oder Kakao auf und verrühren Sie alles gut.

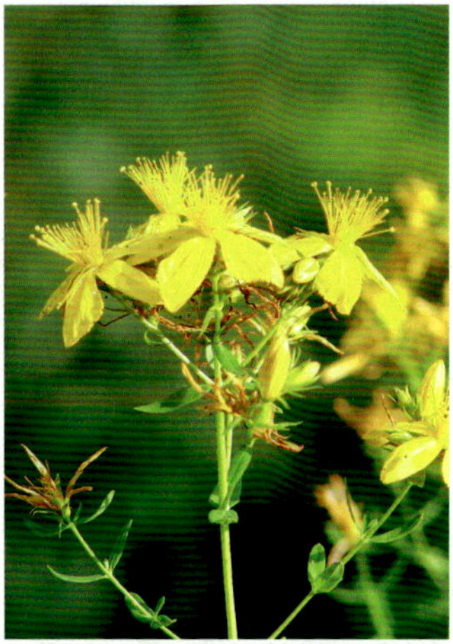

Johanniskraut fördert Ruhe und eignet sich für hautpflegende Entspannungsmassagen.

Hölzern und aus Schoten sind besondere Kostbarkeiten der Natur, die nicht nur helfen, zu entspannen, sondern auch Geborgenheit vermitteln. **Sandelholz** ist der Duft, der bei einer Meditation am besten hilft, in die eigene Mitte zu finden. Menschen, die gestresst sind oder zu einer niedergeschlagenen Stimmung neigen, profitieren von **Bergamotte** und **Neroli**. Diese Öle zaubern Licht an den seelischen Horizont. Auch **Orange** und alle anderen Zitrusdüfte schenken Licht und Hoffnung. Nehmen Sie die Öle für die Duftlampe oder für ein kräftigendes Massageöl.

Bei zu viel Stress oder einer depressiven Verstimmung eignet sich als Basisöl vor allem **Johanniskraut** in Form eines Mazerates – das ist der Auszug des frisch geernteten Krautes in einem Trägeröl wie beispielsweise Oliven- oder Sonnenblumenöl. Die Pflanze übt einen festigenden und stützenden Einfluss auf die Seele aus. Ein Massageöl aus Johanniskraut beruhigt und entspannt und pflegt gleichzeitig eine gereizte oder gar wunde Haut. Sie können auch noch ätherische Öle wie Lavendel hinzugeben. Die Kombination mit gleicher Menge Arnikaöl eignet sich hervorragend für die Pflege schmerzender Muskeln und Gelenke.

VORSORGE UND SCHUTZ IN DER ERKÄLTUNGSZEIT

Wissenschaftliche Untersuchungen bestätigen die Wirksamkeit einiger Öle gegen Bakterien und Viren. Sie gehören also gerade bei Erkältungsgefahr in die Hausapotheke. Am besten umgeben Sie sich spätestens dann mit den Düften, sobald eine Erkältung im Anmarsch ist oder Menschen Ihres Umfeldes krank geworden sind, gerne auch vorbeugend. Die wichtigsten ätherischen Helfer sind folgende Öle:

Teebaum desinfiziert die Raumluft und wirkt vor allem gegen Viren. **Pfefferminze** macht als Inhalation und Schnuppertuch die Nase frei und reinigt als Gurgellösung den Rachenraum. **Eukalyptus** ist ideal zum Inhalieren bei Bronchitis und Sinusitis. **Ravensara** wirkt wie Teebaum antiviral. Verwenden Sie das Öl als Soforthilfe beim ersten Kratzen im Hals. Wenn bereits Erkältungssymptome vorliegen, hilft Ihnen neben der Pfefferminze vor allem **Zirbelkiefer**, um wieder besser durchzuatmen und einen klaren Kopf zu bewahren. Sie können die Öle auch gut miteinander kombinieren oder den Duft mit anderen Ölen wie Zitrone oder Orange abrunden. Im Handel gibt es auch zahlreiche fertige Duftmischungen. Manche empfinden diese als angenehmer als die puren Öle.

Einem Infekt auf natürliche Weise begegnen

- **Dosierung für Dampfbad und Inhalation:** Gießen Sie etwa 2 l heißes Wasser in eine Schale oder in das Inhalationsgefäß. Geben Sie dann je nach Intensität 3–5 Tr. Öl dazu, beispielsweise 2 Tr. Eukalyptus, 2 Tr. Zirbelkiefer und 1 Tr. Teebaum. Das Öl können Sie auch auf 1 EL Salz oder 2 EL Kamillenblüten tropfen und dann mit heißem Wasser übergießen.
- **Trockene Inhalation mit dem Taschentuch:** Zwar zeigt auch diese Methode eine wohltuende Wirkung, doch ist sie nicht so intensiv wie bei einer Dampfinhalation. Der Vorteil ist: Sie können Sie sehr gut unterwegs durchführen und viel öfter wiederholen, um in den Genuss der Heilkraft zu kommen.
- **Brusteinreibung bei Husten:** Geben Sie in 1 EL Basisöl 1 Tr. Eukalyptus, 1 Tr. Lavendel und 1 Tr. Ravensara. Reiben Sie mit der wohltuenden Mischung Brust und Rücken ein.
- **Heilsame Gurgellösung:** Geben Sie auf 1 TL Honig oder Sirup 1 Tr. Pfefferminze, 1 Tr. Ravensara und 1 Tr. Teebaum. Rühren Sie die Mischung gut in ½ Glas lauwarmes Wasser. Gurgeln Sie mit kleinen Schlucken.

Verteilen Sie die Wirkstoffe der Öle entweder mithilfe von Duftstein, Duftlampe oder Duftvernebler im Raum, nehmen Sie ein Dampfbad oder inhalieren Sie. All das sind einfache und dabei wirksame Mittel bei einer Erkältung oder Grippe. In der Volksheilkunde gehören Sie zum klassischen und bewährten Repertoire. Legen Sie sich beim Inhalieren ein großes Handtuch so über den Kopf, dass es über den Schüsselrand reicht. Schließen Sie die Augen und atmen Sie vorsichtig den heißen Dampf tief und entspannt ein. Kommen Sie immer mehr zur Ruhe und lenken Sie Ihre Gedanken auf die heilende wohltuende Kraft des jeweiligen Duftes.
Die Inhalation mit Ölen wie Eukalyptus globulus und Eukalyptus radiata, Kiefernnadel, Ravensara, Teebaum oder Zirbelkiefer sollte etwa fünf Minuten betragen. Sie können Sie im Akutfall 2-3-mal täglich durchführen. Bei sehr starken Essenzen wie Thymian nehmen Sie aufgrund möglicher Reizerscheinungen pro Inhalation höchstens einen Tropfen. Es ist ein Irrtum, zu glauben, dass viel auch viel hilft. Gerade in der Aromatherapie reichen kleine Mengen oftmals vollkommen aus.

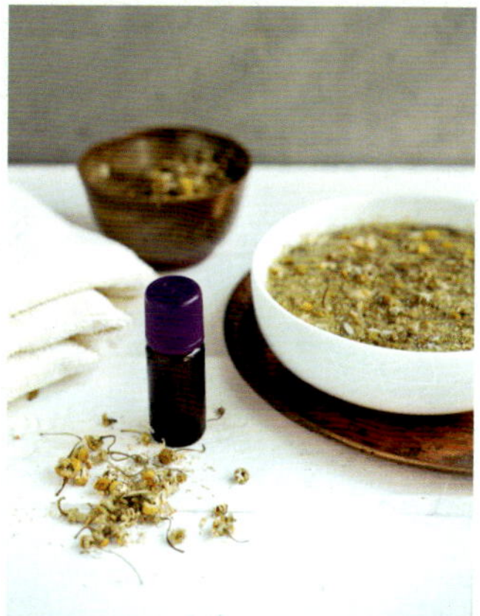

Bei einer Erkältung lohnt sich eine Inhalation mit Kamille.

FÜR BEWEGUNG UND SPORT

Vor dem Training oder Wettkampf riechen manche Profi-Sportler gerne an aktivierenden Düften, um wach und fit zu sein. Dafür eignen sich **Pfefferminze, Zitrone** und **Rosmarin** sehr gut. In vielen Sportsalben und natürlich auch Massageölen stecken die wohltuenden Kräfte ätherischer Öle. Vor der sportlichen Anstrengung helfen Einreibungen, die Muskulatur gut zu durchbluten.

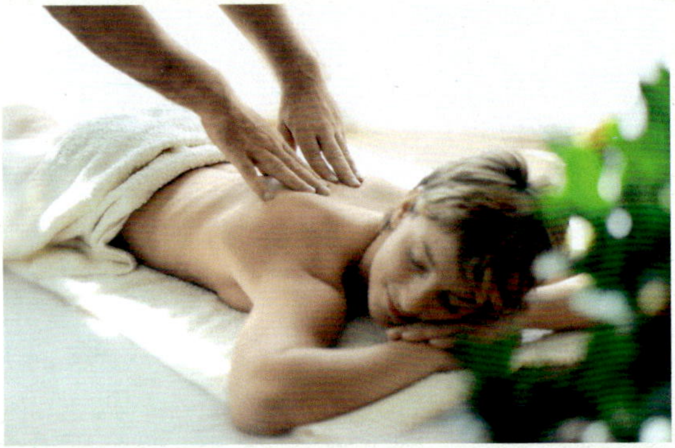

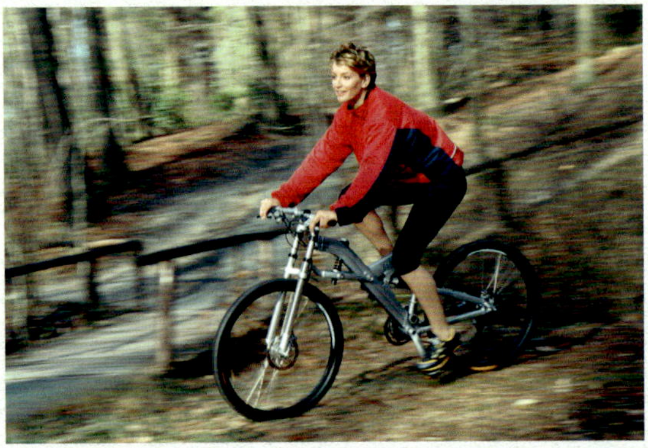

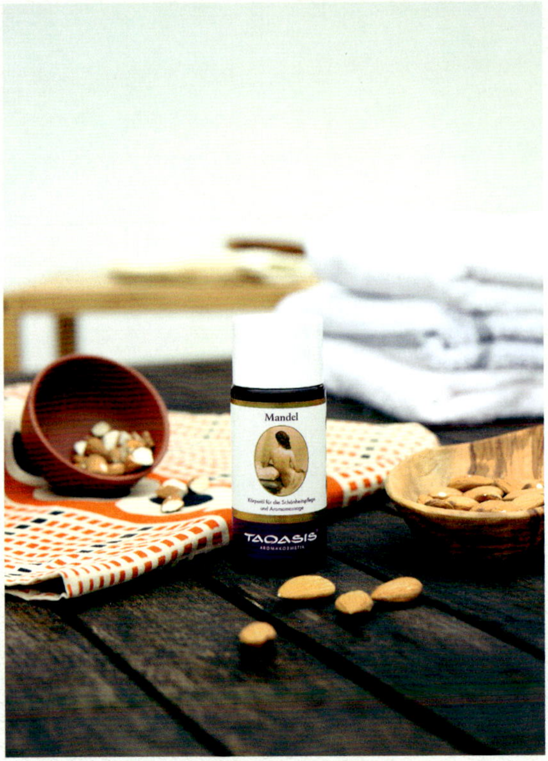

Bei Bewegung und Sport sind Massagen davor wie danach sehr sinnvoll: beispielsweise mit wohltuendem Mandelöl.

Das ist auch eine sinnvolle Hilfe, um sich sicher aufzuwärmen. Wenn Sie nach dem Sport die beanspruchte Muskulatur mit Massageölen pflegen, unterstützt das die Regeneration – und beugt Muskelkater vor. Auch bei Sportverletzungen helfen Einreibungen, Kompressen oder andere Anwendungen, die Beschwerden zu vermindern und die Heilung zu beschleunigen.
Auch ohne Sport zu treiben empfiehlt es sich, bestimmte Öle in der Hausapotheke zu haben. Gerade solche, die bei den heutzutage verbreiteten Verspannungen und damit einhergehenden Muskelschmerzen Linderung bringen.
Rosmarin fördert die Durchblutung und löst Krämpfe, **Eukalyptus** vermindert Schmerzen, **Ingwer** wärmt. **Lavendel** wiederum beruhigt und lindert Entzündungen im Bewegungsapparat.
Arnikaöl ist ein Mazerat aus den Blüten in fettem Basisöl wie Oliven- oder Sonnenblumenöl. Es wird traditionell eingesetzt für Einreibungen des Bewegungsapparates, beispielsweise bei schmerzenden und entzündeten Muskeln und Gelenken. Kompressen mit diesem Öl (siehe Kasten) lindern die Be-

schwerden und pflegen dabei die Haut – im Gegensatz zu der Arnikatinktur. Zum Gebrauch befestigen Sie die Kompresse auf dem betroffenen Bereich, sparen dabei allerdings verletzte Hautbereiche, beispielsweise Schnitt- oder Schürfwunden, aus.

Kalte Kompressen sind seit jeher ein spezielles und bewährtes Mittel, mit Verletzungen, Entzündungen und auch Kopfschmerzen heilsam umzugehen. Damit lassen sich auch Schwellungen vorbeugen. Geben Sie dafür in eine Schale mit kaltem Wasser einige Eiswürfel und 2 Tropfen **Pfefferminzöl**. Tauchen Sie dann ein Kompressentuch ein, bewegen Sie es gut im Wasser, wringen Sie es aus und legen es auf die betroffene Stelle. Beachten Sie dabei: Kalte Kompressen sollten nur solange aufliegen, bis sie sich auf Körpertemperatur erwärmt haben. Sie sollten außerdem nie so kalt sein, dass die Haut oder das darunter liegende Gewebe dadurch geschädigt wird. Eine kalte Pfefferminzkompresse ist, im Nackenbereich aufgelegt, auch eine sehr hilfreiche Wohltat bei Kopfschmerzen.

Da Wärme nach dem Sport oder auch nach einem ausgiebigen Spaziergang gut für beanspruchte Muskeln ist, lohnt sich unterstützend der regelmäßige

Pflege der Muskeln und des Bewegungsapparates

- **Duftschub für Training und Wettkampf:** 1 Tr. Zitrone, 1 Tr. Pfefferminze und 1 Tr. Orange auf ein Schnuppertaschentuch träufeln und daran riechen
- **aktivierendes Massageöl für Sportler:** 4 Tr. Grapefruit, 4 Tr. Rosmarin und 2 Tr. Zirbelkiefer in 20 ml Arnikaöl
- **schmerzlindernde Arnikakompresse:** Geben Sie 1 EL Arnikaöl auf eine Einmalkompresse. Träufeln Sie 5 Tr. Lavendel und 1 Tr. Eukalyptus darauf.
- **gesunde Aromasauna:** Geben Sie 3–6 Tropfen 100 % naturreines ätherisches Öl in die wassergefüllte Schöpfkelle und gießen Sie alles auf die heißen Saunasteine. Die Dosierung hängt von der Größe der Sauna ab.
- **Sportlersauna zur Regeneration:** 1 Tr. Eukalyptus, 1 Tr. Ingwer, 2 Tr. Orange, 2 Tr. Zirbelkiefer in die wassergefüllte Schöpfkelle träufeln

Gang in die Sauna oder Bio-Sauna – solange keine körperlichen Gegebenheiten dagegen sprechen. Neben der Wirkung auf den Kreislauf regt die Wärme auch den gesamten Stoffwechsel und das Immunsystem an. Der Gang in die Sauna unterstützt auch den Körper dabei, sich zu reinigen und zu entgiften. Achten Sie bei Aufgüssen auf naturreine Stoffe. Wer beispielsweise auf dem Aufgussplan eines Wellnesshotels *Kokos und Maracuja* liest, sollte sich bewusst sein, dass er seinem Körper einen reinen Chemiecocktail zumutet. Traditionelle Aufgüsse mit natürlichem **Eukalyptus** oder **Zirbelkieferöl** sind nach wie vor das Beste, was es hier gibt. **Lavendel** oder auch dezent dosierte **Blütendüfte** können beitragen, eine entspannte Atmosphäre zu schaffen. Und einige wenige Tropfen **Orange** schließlich schaffen gute Laune und sorgen für Wohlbefinden.

DIE AROMA-REISEAPOTHEKE FÜR ALLE FÄLLE

Für lange Autofahrten, womöglich bei heißem Klima, sollten Sie unbedingt belebende Öle wie **Zitrone** oder **Grapefruit** dabei haben. Die Erfahrung zeigt: Bereits wenige Tropfen auf ein Taschentuch geträufelt, machen wieder wach, aufmerksam und konzentriert. Auf diese ganz einfache Weise können Sie auch stickige Bahnabteile oder ein muffiges Hotelzimmer aromatisieren und für frischere Luft sorgen.

Zitrusdüfte beleben und erfrischen – was gerade unterwegs sehr sinnvoll sein kann.

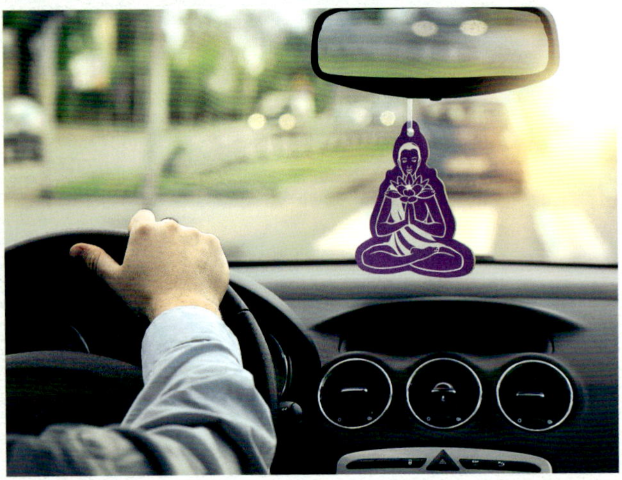

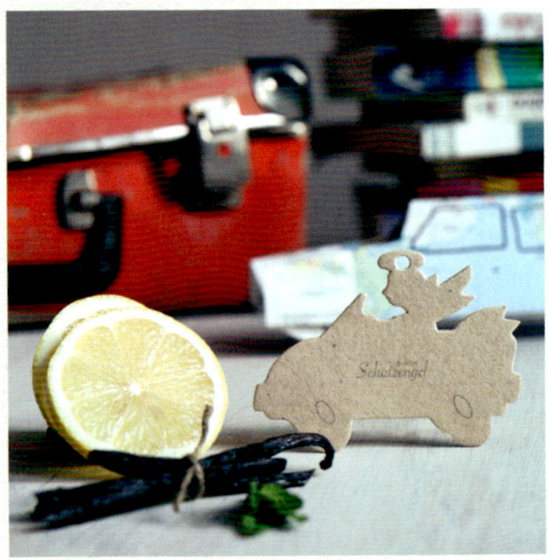

Schnelle Hilfe bei ungewohnten Situationen und Beschwerden

- **für schwierige Situationen:** 9 ml Mandelöl mit 10 Tr Orange, 8 Tr Lavendel und 8 Tr. Neroli 2-prozentig; auf Pulspunkte auftragen
- **Guter-Abend-Duft zum Einschlafen:** 5 Tr. Orange, 2 Tr. Mandarine, 3 Tr. Lavendel, 3 Tr. Neroli 2-prozentig und 2 Tr. Vanille
- **bei Kopfschmerz und Reiseübelkeit:** 9 ml Mandelöl mit 20 Tr. Pfefferminze und 5 Tr. Grapefruit in eine Flasche mit Rollkopf (aus der Apotheke oder dem Kosmetikhandel) füllen; im Akutfall etwas davon in den Nackenbereich und auf die Schläfen reiben
- **Pflege nach dem Sonnenbad:** 2 EL Arganöl oder Johanniskrautöl mit 10 Tr. Lavendel; alternativ 5 Tr. Lavendel mit 5 Tr. Teebaum
- **bei Insektenstichen und kleinen Verletzungen der Haut:** 1–2 Tr. Teebaum oder Lavendel pur oder in Basisöl verdünnt auf angefeuchtetem Wattebausch auftragen

Manchen Menschen bereiten Reisen, gerade das Fliegen oder eine ungewohnte Umgebung, allerdings Angst. Eine beruhigende Hilfe ist es dann, immer ein Schnupperfläschchen mit passenden Düften bei sich zu haben. **Neroli** ist das Notfallöl der Aromatherapie. Es ist besonders gut geeignet bei aufregenden und ungewohnten Situationen. Auch **Lavendel** ist beliebt und bewährt, da er beruhigt und entspannt. Sie können sich natürlich auch eine ganz persönliche Mischung zusammenstellen, die Sie stets dabei haben (siehe Kasten). Bei Bedarf reiben Sie je einen Tropfen auf Pulspunkte und Schläfen ein. Auch am Dekolleté aufgetragen können die Öle helfen. Besänftigende Düfte sind auch ideal, wenn Sie in ungewohnter Umgebung nicht einschlafen können. Geben Sie in einem solchen Fall einige Tropfen Ihrer Lieblingsessenzen auf ein Taschentuch, einen Duftstein oder auf das Kopfkissen.

Bei Reiseübelkeit helfen Riechfläschchen mit **Ingwer, Pfefferminze** oder **Grapefruit** – oder eine Mischung daraus. Ingwer wird seit Jahrtausenden bei Übelkeit und Verdauungsproblemen verwendet. Ein großer Vorteil ist: Das Öl enthält keine Scharfstoffe und ist damit auch bestens für Kinder geeignet. Alternativ können Sie die jeweiligen Öle auch zu 2–3 Prozent in einem Massageöl verdünnen und bei Bedarf damit die Innenseite des Handgelenkes mehrmals gut einreiben.

Eine gut gepflegte Haut ist vor der Witterung wie zu viel Wind oder Sonneneinstrahlung besser geschützt. Als Pflegegrundlage verwenden Sie am besten Jojobaöl, Mandelöl oder Arganöl mit einigen Tropfen Blütenöl. Zur Pflege nach dem Sonnenbad eignen sich als Basis Arganöl oder Johanniskrautöl mit einer Mischung aus **Lavendel** und **Teebaum** – diese beiden Öle helfen auch bei Insektenstichen, da sie spürbar den Juckreiz lindern, ebenso bei

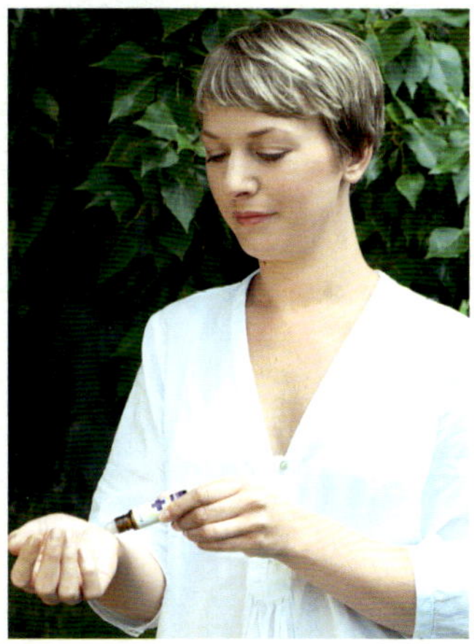

Pfefferminze verringert Kopfschmerz, Ingwer lindert Übelkeit.

kleineren Verletzungen, da sie desinfizierende Eigenschaften besitzen und Heilimpulse setzen. Tragen Sie sie entweder punktuell pur oder verdünnt in einem Basisöl, aufgeträufelt auf einen angefeuchteten Wattebausch, auf die jeweiligen Stellen auf.

Bei kleinen Brandwunden ist **Lavendel** der Klassiker – pur oder verdünnt auf einem feuchten Wattebausch. Als Ersthelfer bei Zahnschmerzen hilft **Nelke**. Auch **Arnika, Eukalyptus** und **Rosmarin** sollte im Reisegepäck nicht fehlen, gerade bei einem Aktivurlaub – sie unterstützen den Bewegungsapparat (siehe Seite 61 f.). Und schließlich ist **Ravensara** ein guter Begleiter, um schon bei ersten Erkältungsanzeichen gegen die Viren vorzugehen.

GEEIGNETE ÖLE FÜR KINDER UND SCHWANGERE

Vor allem für den noch sehr feinfühligen und verletzlichen Organismus von **Kindern** ist die Aromatherapie außerordentlich gut geeignet: Sie ist, richtig dosiert, eine natürliche und besonders sanfte Methode. Die Öle regen die Selbstheilungskräfte an und unterstützen die Heilung. Aromatherapeutische Maßnahmen eignen sich auch begleitend zu anderen Therapien. Gerade bei den häufigen Beschwerden wie Erkältung, Husten oder Schnupfen sind ätherische Öle wie Ravensara oder Eukalyptus bewährte und zudem unbedenkliche Helfer aus der Natur. Auch für die Pflege der empfindlichen Kinderhaut sind sie bestens geeignet: etwa Rose oder Neroli, gut verdünnt in einem Basisöl wie Mandelöl.

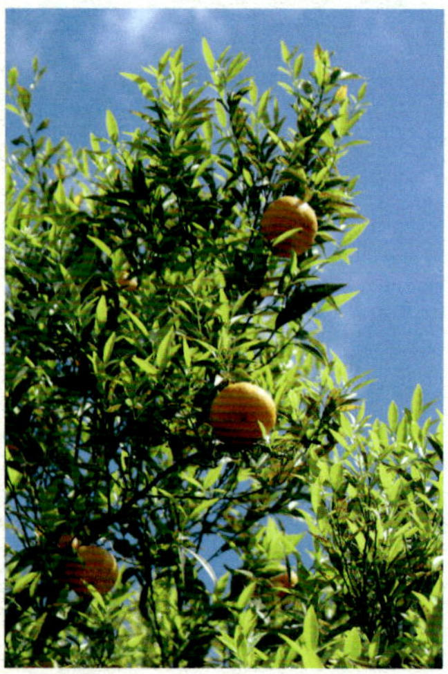

Gerade Kinder lieben den Duft von Mandarine und Orange.

Sichere Anwendung bei Kindern und Babys

Achten Sie auf folgende **Grundregeln**:

- Für Kinder ausschließlich besonders milde und gut verträgliche Öle wie Lavendel oder Neroli verwenden
- Menge für Schulkinder: ½ der Erwachsenendosis
- Menge für Kleinkinder: ¼ der Erwachsenendosis
- Babys: niemals dauerhaft dem Geruch von Ölen aussetzen; besonders milde Öle wie Sandelholz oder Rose sind in Konzentrationen von bis 0,5 Prozent auf der Haut gut verträglich; Öle nicht im Kopfbereich verwenden; Eukalyptus und Pfefferminze vermeiden

Gut durch die Schwangerschaft kommen

— **Dosierung:** ½ der Erwachsenendosis
— **bei Übelkeit:** Schnupperfläschchen mit Grapefruit oder Pfefferminze
— **natürliches Öl bei Schwangerschaftsstreifen:** Jojobaöl mit Hagebuttenkernöl oder Arganöl sowie einige Tropfen Neroli und Rose maximal 3-prozentig

Kinder mögen Düfte meist sehr gerne, vor allem die frischen Zitrusnoten. Für eine ausgeglichene Stimmung im Kinderzimmer können Sie zum Beispiel Mandarine, Orange und Vanille auf einen Duftstein träufeln oder mit dem Aromaverdunster verströmen lassen. Auch bei Themen wie Einschlafproblemen, Konzentrationsschwäche, Prüfungsangst und Nervosität können Öle wie Lavendel, Zitrone und Neroli gute Hilfe leisten.
Auch die Zeit der **Schwangerschaft** und Geburt mit den typischerweise stark wechselnden Empfindungslagen und großen körperlichen wie seelischen Veränderungen macht die werdenden Mütter verletzlich und feinfühliger als sonst. Die Natur bietet ein breit gefächertes Spektrum wirksamer Pflanzen, die bestens verträglich sind. Auch hier ist die Aromatherapie eine besonders sanfte Methode. Ob als Lieblingsduft in der Aromalampe, als wohlriechendes Bad oder als stimulierendes und angenehm duftendes Körperöl, bei Erkältungsbeschwerden oder Schmerzen – Öle können wundervolle und vor allem helfende Begleiter sein. Auch für verschiedene typische Schwangerschaftsthemen gibt es Zubereitungen mit ätherischen Ölen: beispielsweise Massageöle bei Schwangerschaftsstreifen oder für den Damm, ebenso spezielle Öle zur Vorbereitung der Geburt. Zur Vorbeugung gegen Schwangerschaftsstreifen eignen sich Jojoba- und Arganöl mit Rose, Sandelholz und Neroli.
Gerade labile Gemütszustände und häufig wechselnde Stimmungen lassen sich kaum effektiver verbessern als mit ätherischen Ölen, die ihre Botschaften schnell an das Nervensystem weitergeben. Die ersehnte harmonisierende oder belebende Wirkung tritt bereits ein, noch bevor man es bewusst wahrnimmt. Bei der Ölauswahl sollten sich gerade Schwangere ganz intuitiv von ihrer Nase leiten lassen. Unbedingt zu prüfen ist, ob das jeweilige Öl für Schwangere geeignet ist. Alle 22 im Buch beschriebenen Öle sind insgesamt gut verträglich. Eine normal dosierte Raumbeduftung, die die Schwangere als angenehm empfindet, ist auf alle Fälle unproblematisch. Anis, Nelke, Jasmin, Muskatellersalbei und Pfefferminze allerdings sollten vorsichtshalber gar nicht oder nur in geringen Dosierungen verwendet werden.

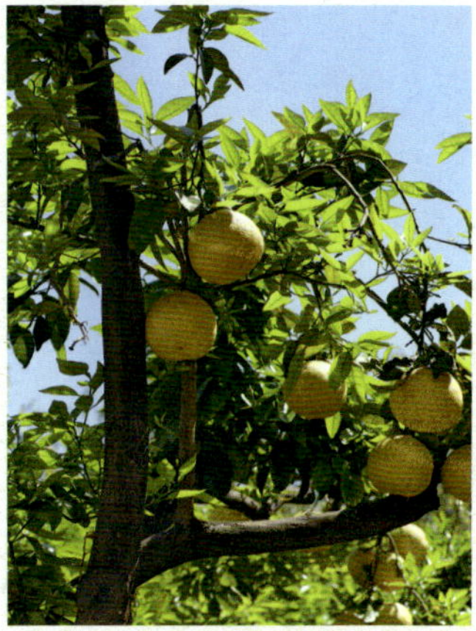

Grapefruit hilft bei Übelkeit während der Schwangerschaft.

AROMATISCHE HELFER FÜR DEN HAUSHALT

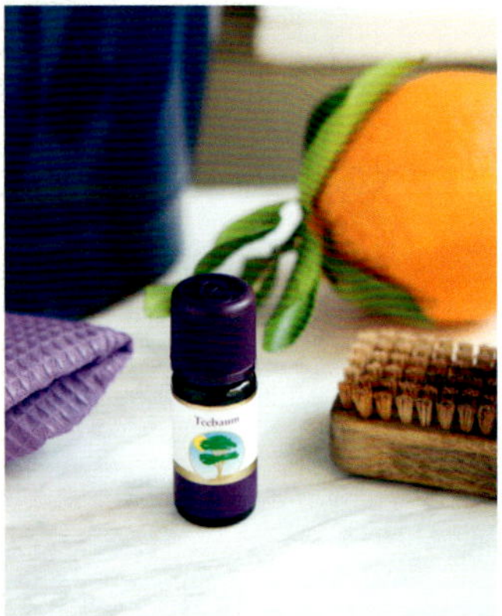

Teebaumöl – effektives Desinfektionsmittel im Haushalt

Eine vielleicht ungewohnte, aber sehr sinnvolle Umgangsweise mit ätherischen Ölen ist ihre Anwendung im Haushalt. Mit **Orange** lassen sich gut klebrige Etiketten von Glasflächen ablösen. Reiben Sie dafür das Etikett mit dem Öl ein und lassen Sie es kurz einwirken – so lassen sich viele Klebstoffe leicht lösen. Vermeiden Sie, Öle auf Kunststoffe zu tropfen, da sie diese verändern können. Auch Klebereste auf der Haut, etwa von Pflastern, können mit Orange abgewischt werden, wenn Sie das Öl zuvor auf einen Wattebausch als Träger träufeln. Menschen mit sehr empfindlicher Haut sollten darauf allerdings besser verzichten.

Teebaum kommt zum Einsatz, wenn Wände dazu neigen, feucht und schimmelig zu werden. Das Öl arbeitet gut gegen Schimmelpilze und sollte dafür am besten 20-prozentig in reinem Alkohol verdünnt sein. Sprühen Sie es regelmäßig auf die verpilzten Stellen auf. Eine gute Belüftung der Räume ist natürlich dennoch wichtig, um Schimmelbewuchs einzudämmen. Als Helfer gegen Motten und andere Insekten eignet sich neben **Lavendel** auch die **Zirbelkiefer**. Geben Sie einige Tropfen des Öles auf einen Wattebausch oder auf ein Lavendelsäckchen und legen Sie diese in den Kleiderschrank. Sie können etwa alle vier bis sechs Wochen auffrischen.

Ätherische Helfer auf einen Blick

- **Klebestoffe lösen:** Orange, evtl. auf einen Wattebausch aufgeträufelt
- **bei Schimmel:** Teebaum, in reinem Alkohol verdünnt, aufsprühen
- **bei Mottenbefall:** Lavendel und/oder Zirbe auf Wattebausch oder Lavendelsäckchen träufeln und in den Schrank legen
- **bei Blattläusen:** 10–20 Tr. Teebaum, Lavendel oder Lavandin in eine Sprühflasche mit 1 l Wasser geben und damit regelmäßig die Pflanzen besprühen; vor Gebrauch schütteln
- **für beschwingtes Putzen:** Zitrone oder Orange in den Putzeimer tropfen, je etwa 3 Tr.
- **für duftende Wäsche:** 3–5 Tr. Lavendel oder Lavandin in einen duftneutralen Weichspüler oder zu einem Flüssigwaschmittel geben
- **beim Bügeln:** 1–2 Tr. Lavendel oder Lavandin mit 1 l Wasser in eine Sprühflasche geben und auf die Wäsche sprühen
- **zum Auffrischen von Duftsäckchen oder Potpourries:** 5 Tr. Lavendel, Rose oder Vanille

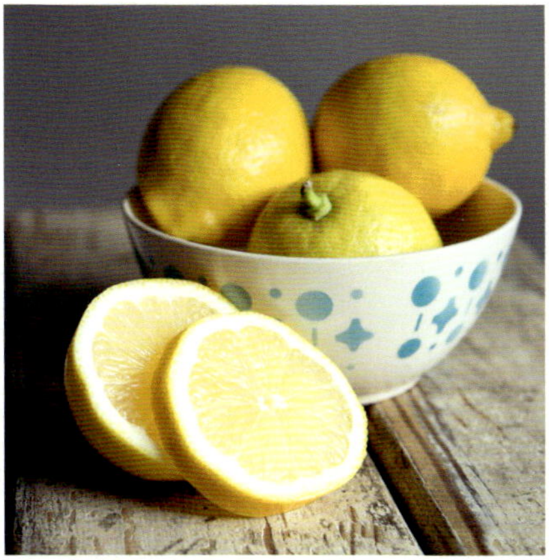

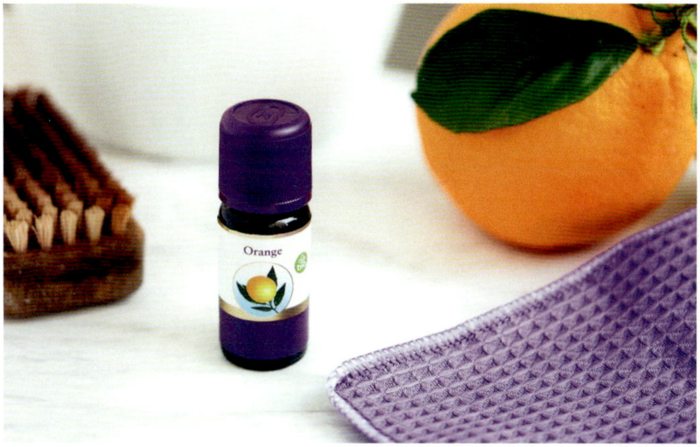

Mit Zitrone und Orange putzt es sich „fast von alleine“.

Teebaum, Lavendel oder **Lavandin** schützen Pflanzen vor Blattläusen und anderen Fraßfeinden. Ein solches Öl in einer Sprühflasche mit Wasser hilft, wenn Sie die Pflanzen regelmäßig damit besprühen. Auch vorbeugend können Sie einige Tropfen in das Gießwasser geben, um Ihren Pflanzen zu helfen. Wichtig ist, die Öle nie zu hoch zu dosieren und die Sprühflasche vor Gebrauch immer gut zu schütteln.

Beim Putzen hilft die stark desinfizierende **Zitrone**, effektiv zu reinigen. Träufeln Sie dafür ganz einfach ein paar Tropfen in den Putzeimer. Da normalerweise der Lappen oder Wischmop ohnehin gut im Wasser bewegt wird, ist hier ein Lösungsvermittler nicht unbedingt nötig. Das Schöne dabei ist: Durch die beschwingende Wirkung auf die Seele sorgt die Zitrone – alternativ auch **Orange** – gleich noch dafür, dass das Putzen leichter von der Hand geht.

Lavendel oder auch **Lavandin** sind beliebt, um der Wäsche einen feinen zarten Duft zu verleihen. Der Duft verteilt sich wunderbar in Ihrer Wäsche, wenn Sie die Öle dem flüssigen Waschmittel oder einem Weichspüler zugeben.

DIE MODERNE AROMAKÜCHE GENIESSEN

Was gut riecht, schmeichelt meist auch dem Gaumen. Das wissen mittlerweile immer mehr Köchinnen und Köche, die reine Düfte in der Aromaküche einsetzen. Nicht nur in der Weihnachtszeit verbreiten beispielsweise die typischen Winteraromen eine wohlige Atmosphäre und Stimmung. Das ganze Jahr können die natürlichen Aromen Geist, Gemüt und Gaumen beleben und mehr Lebendigkeit und Farbe in die Küche bringen.

Verwenden Sie ausschließlich als Lebensmittel zugelassene und zu 100 % naturreine Aromen, am besten in zertifizierter Bio-Qualität. Geben Sie die Öle nie pur an Speisen und Getränke, sondern immer verdünnt in Sirup, Olivenöl,

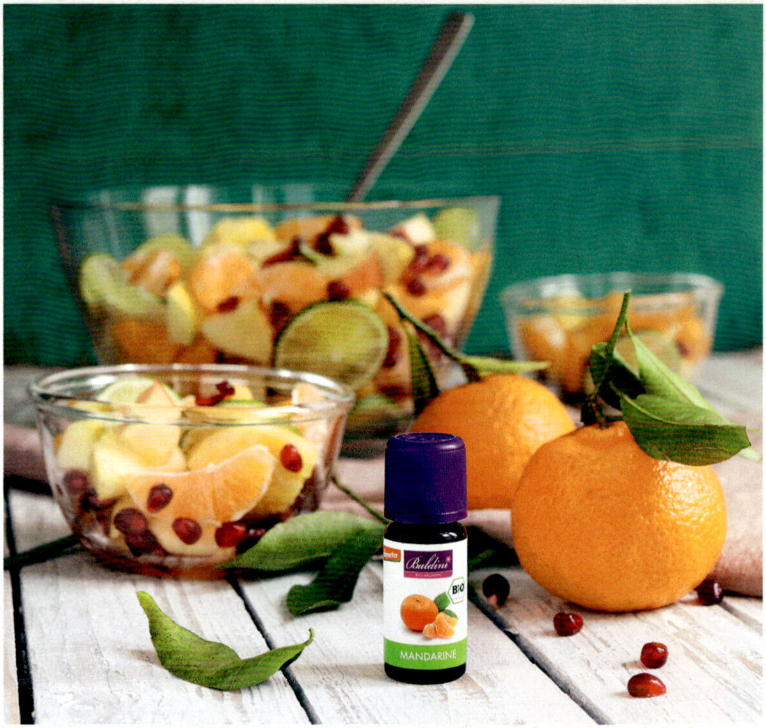

Naturreine Aromen: wertvolle und pfiffige Essenzen für ganz besondere Kreationen

Sojasahne, Sahne usw. Die Öle träufeln Sie stets ganz zum Schluss dazu, also etwa bei Suppen oder anderen gekochten Speisen am Ende der Garzeit. Sie dosieren sehr niedrig. Beachten Sie aber: Wenn sich beim Backen die Öle erhitzen, geht Aroma verloren. Aus diesem Grund dosieren Sie dann bei Brot und Gebäck höher. Um eine Überdosierung zu vermeiden, tropfen Sie das Öl am besten erst auf einen Teelöffel, mit dem Sie die Öle dann in die Speise rühren. Falls Ihnen versehentlich zu viel auf den Löffel tropft, können Sie die Dosierung dann immer noch reduzieren. Wenn Sie allerdings zu viel Öl in die Speise träufeln, ist das nicht mehr umkehrbar.
Beliebt sind beispielsweise 1–2 Tropfen **Vanille, Tonka** oder **Rose** in der Sahne als Krönung für Nachtische oder süßes Gebäck. Die ätherischen Öle von **Bergamotte, Limette, Zitrone, Mandarine** oder **Orange** können Sie sehr gut als natürlichen Ersatz für eine abgeriebene Fruchtschale einsetzen, Vanille- oder Tonkaöl für das gewohnte Vanillepulver oder ausgeschabte Vanilleschoten. Eine leckere und ganz einfache Aufwertung der Geschmackserlebnisse ist es auch, Olivenöl mit wenigen Tropfen Zitrone zu verfeinern. Es gibt zahllose Möglichkeiten in der Aromaküche: Lassen Sie sich am besten

einfach von den Düften inspirieren und variieren Sie Zutaten und Aromen nach Ihrem persönlichen Geschmack und Belieben.
Beachten Sie beim **innerlichen Gebrauch** der Öle immer, dass die Einnahme für Babys, Kleinkinder, Schwangere und schwerkranke Menschen stets absolut tabu ist! Die Höchstdosis beträgt normalerweise 1-2 Tropfen pro Gabe, eine 100-prozentig naturreine Qualität ist dabei als selbstverständlich vorausgesetzt. Nehmen Sie Öle auch niemals pur ein, sondern immer verdünnt, beispielsweise in einem Teelöffel Honig oder Sirup für heißes Wasser oder einen Kräutertee. Das Heißgetränk genießen Sie schluckweise und rühren dabei immer wieder um, damit sich das Öl möglichst gut verteilt.
Sie können das Öl alternativ auch in einen Esslöffel fettes Basisöl tropfen und dann alles schlucken. Wenn Sie diese Mischung davor etwas im Mund belassen, nehmen die Schleimhäute die Öle bereits auf, was beispielsweise bei Ravensara sinnvoll ist. Für die Einnahme sind ausschließlich die Öle jener Pflanzen geeignet, die Sie auch als Gewürze für die Küche oder als Teekraut kennen wie etwa Pfefferminze. Ätherische Öle sind höchstkonzentrierte Pflanzenessenzen und sollten stets sehr sparsam und umsichtig eingesetzt werden.

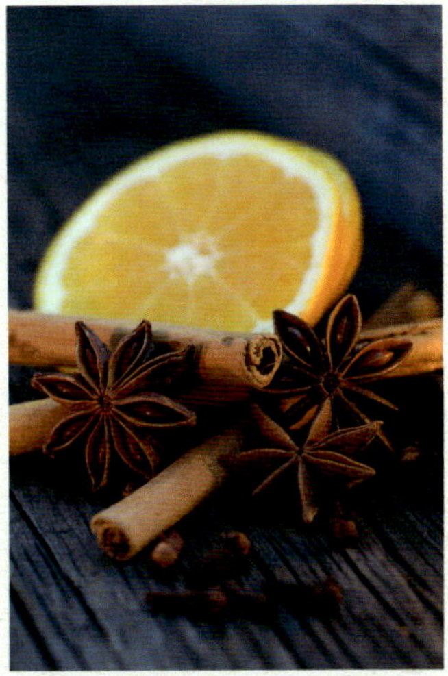

Auch viele Gewürzöle eignen sich für die Aromaküche.

Tipps für die Aromaküche

— **für pralles Gemüse:** Geben Sie 2–3 Tr. Zitrone in das kalte Waschwasser und legen Sie beispielsweise Möhren etwa 15 Min. darin ein.
— **für knackigen Salat:** Tropfen Sie 2–3 Tr. Zitrone in das letzte Waschwasser. Schöner Nebeneffekt: Der Salat bekommt dann auch gleich ein feines Zitronenaroma.
— **fruchtiger Orangencocktail:** Um einen Aromasirup für etwa 10 Cocktails zu kreieren, träufeln Sie in 50 ml Agavensirup 3 Tr. Orange, 2 Tr. Tonka und 2 Tr. Mandarine. Schütteln Sie danach die Mischung gut. Der Aromasirup ist gekühlt mehrere Monate haltbar. Zum Servieren geben Sie pro Cocktail 5 EL zerstoßenes Eis und 1 EL Aromasirup in jedes Glas und gießen mit 50 ml Orangensaft und 100 ml Prosecco oder Zitronenlimonade auf. Umrühren und mit Strohhalm servieren.

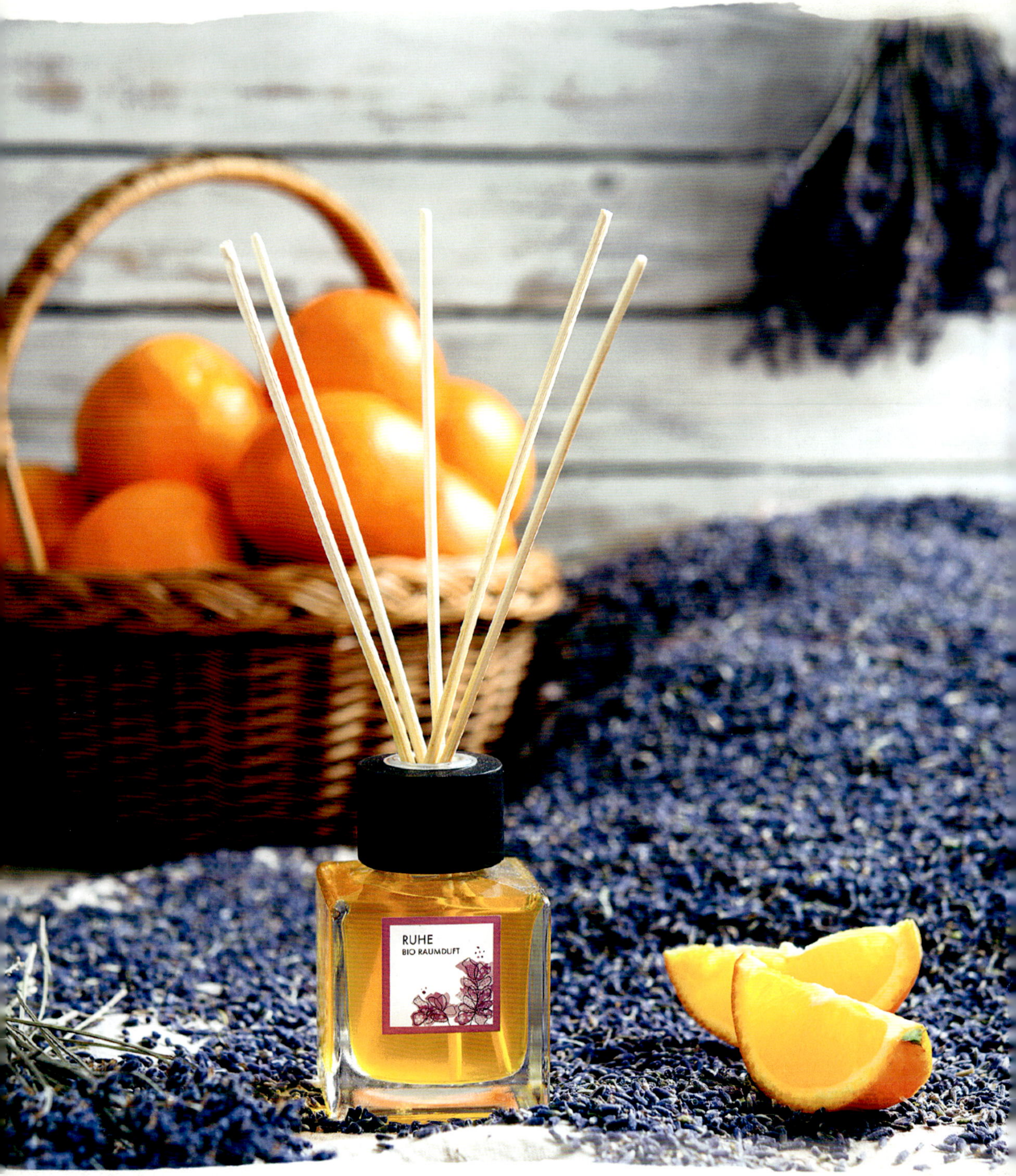
RUHE
BIO RAUMDUFT

Zu guter Letzt

Kleines Register bei Beschwerden

— Öle für jede Gelegenheit

Abwehrschwäche	Eukalyptus, Zitrone
Akne	Bergamotte, Eukalyptus, Lavendel, Teebaum
Angstzustände	Jasmin, Orange, Neroli, Sandelholz, Tonka, Vanille
Aromaküche	Anis, Ingwer, Lavendel, Pfefferminze, Rose, Tonka, Vanille
Appetit (anregend)	Ingwer, Orange, Mandarine
Aphrodisiaka	Ingwer, Jasmin, Muskatellersalbei, Rose, Sandelholz
Arthritis	Eukalyptus, Ingwer
Blähungen	Anis, Pfefferminze
Blasenentzündung	Bergamotte, Eukalyptus
Bronchitis	Anis, Eukalyptus, Ravensara, Teebaum, Zirbelkiefer
Depression	Bergamotte, Neroli, Orange, Rose
Durchblutungsstörung	Rosmarin, Zirbelkiefer
Energielosigkeit	Bergamotte, Grapefruit, Orange, Rosmarin, Zitrone, Zirbelkiefer
Erkältung	Eukalyptus, Ingwer, Lavendel, Nelke, Pfefferminze, Ravensara, Zirbelkiefer
Entzündung äußerlich	Eukalyptus, Lavendel, Rose, Sandelholz
Erschöpfung	Bergamotte, Grapefruit, Muskatellersalbei, Rose
Fußpilz	Lavendel, Teebaum
Grippe, grippaler Infekt	Eukalyptus, Ingwer, Lavendel, Pfefferminze, Ravensara, Teebaum, Zirbelkiefer
Geborgenheit	Tonka, Vanille

gute Laune	Grapefruit, Orange, Mandarine
Hautpflege	Lavendel, Neroli, Rose, Sandelholz, Johanniskrautöl
Hautprobleme	Lavendel, Sandelholz, Teebaum
Herzklopfen	Anis, Lavendel, Neroli, Rose
Herpes	Ravensara, Teebaum
Husten	Anis, Eukalyptus, Zirbelkiefer
Infektion der Atemwege	Eukalyptus, Oregano, Ravensara, Teebaum
Inhalation	Anis, Eukalyptus, Pfefferminze, Ravensara
Insektenstich	Lavendel, Pfefferminze, Teebaum
Juckreiz	Lavendel, Pfefferminze, Sandelholz, Teebaum
Konzentrationsschwäche	Pfefferminze, Rosmarin, Zitrone
Kopfschmerz	Lavendel, Muskatellersalbei, Pfefferminze
Lymphfluss (anregend)	Tonka
Magenbeschwerden (nervöse)	Lavendel
Magen-Darm-Grippe	Anis, Oregano
Magenstärkung	Anis, Ingwer, Rosmarin
Menstruation (fördernd)	Muskatellersalbei
Migräne	Muskatellersalbei
Motivation	Orange, Mandarine
Mundschleimhaut (entzündete)	Pfefferminze, Teebaum
Muskelkater	Eukalyptus, Rosmarin, Zirbelkiefer
Muskelschmerz	Eukalyptus, Ingwer, Oregano, Zirbelkiefer
Muskelkrampf	Jasmin, Lavendel, Muskatellersalbei, Rosmarin
Nervosität	Anis, Jasmin, Lavendel, Orange, Neroli, Rose, Sandelholz, Tonka, Vanille
Ohrenschmerz	Lavendel
Prämenstruelles Syndrom	Neroli, Muskatellersalbei, Nachtkerzenöl

Prüfungsangst	Lavendel, Neroli
Raumluft (reinigend)	Eukalyptus, Zirbelkiefer, Zitrone
Rekonvaleszenz	Orange, Zirbelkiefer
Rheuma	Eukalyptus, Ingwer, Zirbelkiefer, Arnikaöl
Schlaflosigkeit	Lavendel, Neroli, Vanille
Schmerz (allgemein)	Eukalyptus, Lavendel, Tonka
Schnupfen, Sinusitis	Eukalyptus, Pfefferminze, Ravensara
Schwächezustand	Rosmarin, Zitrone, Zirbelkiefer
Sportverletzung (Stauchung, Prellung)	Eukalyptus, Pfefferminze, Arnikaöl
Sauna	Anis, Eukalyptus, Lavendel, Orange, Ravensara, Zirbelkiefer
Stress (mindernd)	Anis, Jasmin, Lavendel, Muskatellersalbei, Neroli, Tonka
Trauer	Bergamotte, Rose
Übelkeit	Grapefruit, Ingwer, Nelke, Pfefferminze
Unterleibskrampf	Lavendel, Muskatellersalbei
Verbrennung	Lavendel, Rosenwasser
Verdauung (fördernd)	Anis, Ingwer, Pfefferminze
Verspannung	Eukalyptus, Jasmin, Lavendel, Rosmarin, Zirbelkiefer
Warze	Teebaum
Wunde, Verletzung (äußerlich)	Lavendel, Rose, Teebaum, Johanniskrautöl
Zahnschmerz	Nelke

Zum Weiterlesen

Färber, Susanna: *Düfte zum Essen und Trinken,* Detmold 2013
Färber, Susanna: *Die Düfte zum Essen und Trinken für die Winter- und Weihnachtszeit,* Taoasis 2014
Fischer-Rizzi, Susanne: *Himmlische Düfte,* AT 2011
Hatt, Hanns & Regine Dee: *Das kleine Buch vom Riechen und Schmecken,* Knaus 2012
Meyer, Axel: *Leichter lernen mit Duftessenzen,* Kösel 2010
Meyer, Axel: *Lexikon der Düfte,* Taoasis 2013
Price, Shirley & Len Price: *Aromatherapie,* Hans Huber 2009
Puhle, Annekatrin & Jürgen Trott-Tschepe & Birgit Möller: *Heilpflanzen für die Gesundheit,* Kosmos 2015
Schönfelder, Ingrid und Peter: *Der Kosmos-Heilpflanzenführer,* Kosmos 2015
Wabner, Dietrich & Christiane Beier: *Aromatherapie,* Urban & Fischer 2009

Abkürzungen

EL = Esslöffel
TL = Teelöffel
Tr. = Tropfen
l = Liter
ml = Milliliter
% = Prozent
Min. = Minute

Nützliche Adressen

Taoasis Natur Duft Manufaktur GmbH, Dahlbrede 3, D-32758 Detmold; *Alles für die Aromatherapie, z. B. ätherische Öle, Bio-Raumdüfte, zertifizierte Bio-Parfüms;* www.taoasis.com

Farfalla Essentials AG, Florastraße 18b, CH-8610 Uster; *ätherische Öle, Naturkosmetik;* www.farfalla.eu

Forum Essenzia e.V., Nesso 8, D-87487 Wiggensbach; *Gemeinnütziger Verein für Förderung, Schutz und Verbreitung der Aromatherapie und Aromapflege;* www.forum-essenzia.org

Bioland-Rosenschule Ruf, Zum Sauerbrunnen 35, D-61231 Bad Nauheim-Steinfurth; www.rosenschule-ruf.de

Syringa Duftpflanzen und Kräuter, Bachstraße 7 (Büro), Untere Gräben (Gärtnerei), D-78247 Binningen; www.syringa-pflanzen.de

MEIN HERZLICHER DANK

gilt meiner Mutter und Großmutter, die mir beide gezeigt haben, dass die Natur unzählig viele Wunder hervorbringt und uns immer wieder zum Staunen bringt. Durch sie habe ich die Liebe zur Natur entdeckt und meine Passion für die duftenden Essenzen. Dank auch an alle meine Lehrer, allen voran Professor Dr. Dietrich Wabner, und an die Menschen, die mich begleiten und immer wieder zu neuen Ideen inspirieren. Mein besonderer Dank gilt Axel Meyer, der schon 1991 die Grundlagen für dieses Buch verfasst und die Welt der Naturdüfte nachhaltig beeinflusst hat. Dank außerdem allen Duftliebhabern, die gerade die Schönheit und Wirkung reiner Düfte wiederentdecken und ihre Begeisterung dafür in die Welt tragen …

SUSANNA FÄRBER

Ich bin Apothekerin mit den Schwerpunkten *Naturheilkunde* und *Aromatherapie.* Seit 2005 leite ich als Vorstand die *Akademie der Düfte,* die in Baierbrunn bei München angesiedelt ist. Mein Anliegen ist es, die klassische Aromatherapie mit meinem pharmazeutischen Wissen im Rahmen der Naturheilkunde zu verbinden und das Wissen darüber als Referentin weiterzugeben. Aus meiner Vorliebe für die Küche mit natürlichen Aromen habe ich darüber hinaus eine Reihe von Rezepten entwickelt, die im Buch *Düfte zum Essen und Trinken* veröffentlicht wurden. Ich verstehe mich als leidenschaftliche Botschafterin für unsere natürlichen, wertvollen Pflanzenessenzen und Extrakte. Mit Elan und Weitblick möchte ich dazu beitragen, dass die Aromatherapie in Deutschland ein ganz selbstverständlicher Teil der anerkannten Komplementärmedizin wird. Es ist für mich ein Herzenswunsch, dass viele Menschen die Freude und Lebendigkeit der natürlichen Düfte erleben und erfahren.

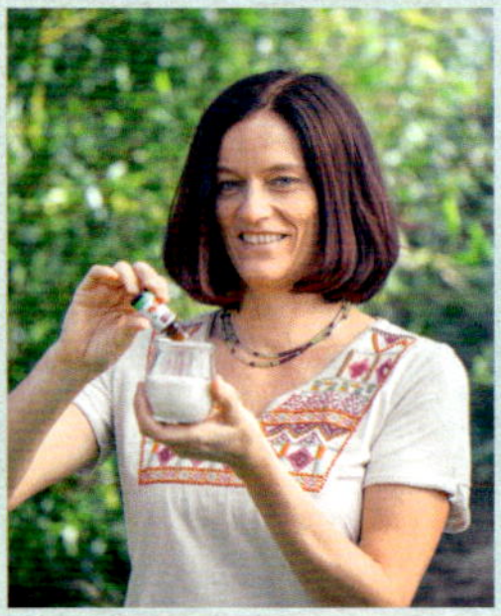

AXEL MEYER

Meine Leidenschaft für selbst gebackene Brote aus dem vollen Korn brachten mich dazu, meine Rezepte 1979 in dem ersten deutschen Vollkorn-Backbuch *Die Kunst des Backens* zu veröffentlichen, das sich in den Folgejahren zum Kultbuch der Naturkostbewegung entwickelte. Aus der Synergie von Schmecken und Riechen entdeckte ich meine Liebe zu den reinen Düften der Natur, aus der 1991 *Das Lexikon der Düfte* entstand, welches den Grundstein für die im selben Jahr gegründete *TAOASIS Natur Duft Manufaktur* legte. In den darauffolgenden Jahren konnte sich das kleine Unternehmen zu einer der beliebtesten Marken entwickeln, die für höchste Reinheit und Qualität in der Aromatherapie steht. Als Autor zahlreicher Sachbücher zu Themen wie gesunde Ernährung, ganzheitliche Lebensweise und Naturdüfte freut es mich ganz besonders, dass mein *Lexikon der Düfte* als Standardwerk zur Aromatherapie mittlerweile die zwölfte Auflage erleben darf. Gerade die Aromatherapie ist für mich das heilsame Kommunikationsmittel überhaupt – für eine Zukunft, in der Mensch und Natur wieder zueinanderfinden.

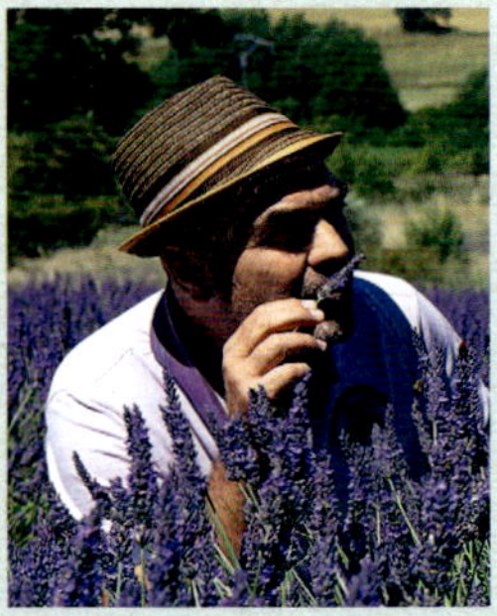

BILDNACHWEIS

Mit 79 Farbfotos: 26 Farbfotos von Jule Felice Frommelt (2, 4 links, 41 links, 46, 49, 50 links, 50 rechts, 51, 52 beide, 53, 54, 55, 56 beide, 58, 59 links, 61, 62 rechts, 64 rechts, 65, 68, 69 links, 69 rechts, 70, 71, 72); 1 Farbfoto von Roland Spohn/Frank Hecker (37 links); alle restlichen Farbfotos von Taoasis Bildarchiv

IMPRESSUM

Umschlaggestaltung von Andrea Burk, solutioncube, unter Verwendung von 1 Farbfoto von Jule Felice Frommelt (Vorderseite) und 2 Farbfotos von Jan Jankovic (Rückseite).

Mit 82 Farbfotos.

Die in diesem Buch enthaltenen Angaben, Hinweise und Rezepturen sind von den Autoren nach bestem Wissen und Gewissen erwogen und geprüft. Sie entsprechen dem aktuellen Stand der Wissenschaft bei Veröffentlichung dieser Auflage. Jedoch können die Autoren und der Verlag keine Haftung für etwaige Schäden, die sich aus dem Gebrauch der dargestellten Behandlungsmethoden sowie Rezepten ergeben könnten, übernehmen – dafür bitten wir um Ihr Verständnis. Die in diesem Buch dargestellten Anwendungen der ätherischen Öle stellen keinen Ersatz für medizinische Behandlungen jeglicher Art dar. Im Zweifelsfall sollten ätherische Öle nicht ohne Konsultation eines Arztes, Heilpraktikers oder Apothekers angewendet werden.

Gedruckt auf chlorfrei gebleichtem Papier

ISBN 978-3-440-15001-6
Projektleitung und Redaktion: Dr. Stefan Raps
Gestaltungskonzept: Peter Schmidt Group
Satz: Katrin Kleinschrot, Stuttgart
Produktion: Markus Schärtlein
Printed in Germany / Imprimé en Allemagne

MIX
Papier aus verantwortungsvollen Quellen
FSC www.fsc.org
FSC® C110508